RAINER
REHBERGER

Selbsthilfe für Messies

Ursachen verstehen – Änderungen wagen

Klett-Cotta

MIX
Papier aus verantwortungsvollen Quellen
FSC® C083411

Klett-Cotta
www.klett-cotta.de

Printed in Germany
Titelbild: istockphoto.com © ibaimage
Gesamtgestaltung: Weiß-Freiburg GmbH – Graphik & Buchgestaltung
Gedruckt und gebunden von CPI – Clausen & Bosse, Leck
ISBN: 978-3-608-86033-7

Sechste Auflage, 2022

Bibliografische Information der Deutschen Nationalbibliothek
Die Deutsche Nationalbibliothek verzeichnet diese Publikation in der Deutschen Nationalbibliografie; detaillierte bibliografische Daten sind im Internet über http://dnb.d-nb.de abrufbar

Fach-
ratgeber
Klett-Cotta

HILFE
AUS
EIGENER
KRAFT

www.klett-cotta.de / fachbuch

FACHBUCH

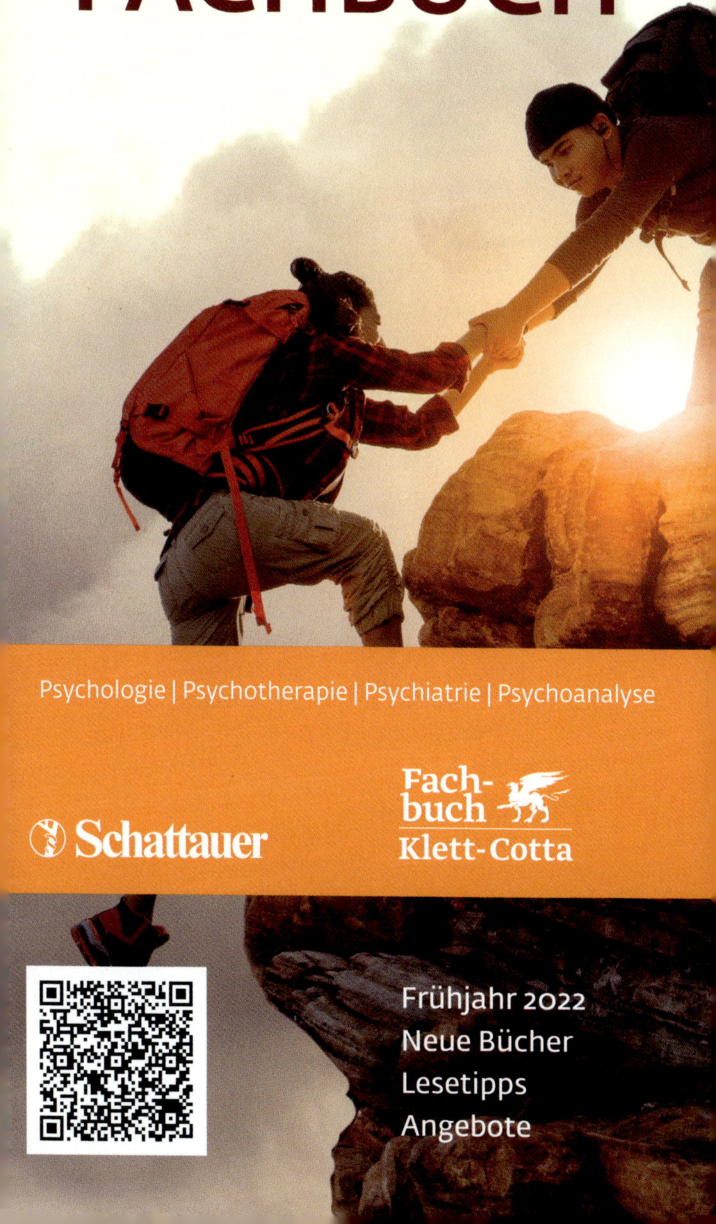

Psychologie | Psychotherapie | Psychiatrie | Psychoanalyse

Schattauer

Fachbuch Klett-Cotta

Frühjahr 2022
Neue Bücher
Lesetipps
Angebote

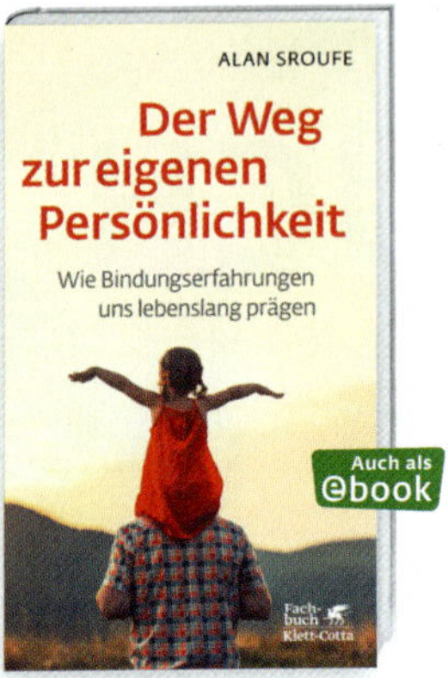

Alan Sroufe
Der Weg zur eigenen Persönlichkeit
Wie Bindungserfahrungen uns lebenslang prägen

Aus dem Englischen von Maren Klostermann
216 Seiten, gebunden
€ 25,– (D). ISBN 978-3-608-98082-0

Wie wir werden, wer wir sind

Jede Lebensphase von der Geburt bis zum Erwachsenenalter hat ihre eigenen Herausforderungen und Konfliktfelder. Alan Sroufe, einer der weltweit bedeutendsten Entwicklungspsychologen, veranschaulicht eindrucksvoll, wie Bindungserfahrungen lebenslang nachwirken und die Persönlichkeit prägen. Er stellt seine wegweisenden wissenschaftlichen Erkenntnisse zu Bindung und Entwicklung immer in Bezug zu seiner eigenen persönlichen Entwicklung, was dieses Buch zu einer höchst spannenden und eindrucksvollen Lektüre macht. Sroufe beantwortet in seinem Werk die großen Fragen, wie wir werden, wer wir sind, warum es so schwer, aber nicht unmöglich ist, sich zu ändern und wie Menschen geholfen werden kann, die in ihrer frühen Kindheit unzureichende Bindungs- und Beziehungserfahrungen gemacht haben.

Alan Sroufe,
emeritierter Professor am Institute of Child Development der University of Minnesota, ist ein renommierter US-amerikanischer Bindungsforscher und Entwicklungspsychologe. Er wurde bekannt durch seine mittlerweile über 40 Jahre andauernde, bahnbrechende Langzeitstudie zu Bindung und menschlicher Entwicklung: »The Minnesota Study of Risk and Adaptation from Birth to Adulthood«.

www.klett-cotta.de/fachbuch

Marlis Pörtner, Peter Indergand,
Martina Portmann
Ernstnehmen – Zuhören – Erfahrungen ermöglichen
Personzentrierte Haltung in der Betreuung von Kindern und Jugendlichen

252 Seiten, broschiert
Mit Download-Material
€ 25,– (D). ISBN 978-3-608-98402-6

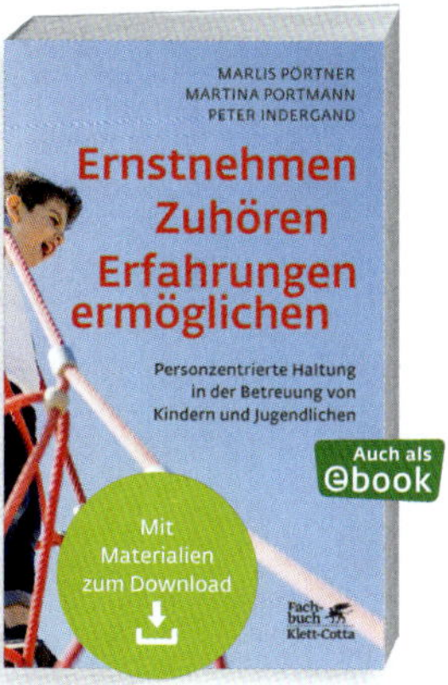

Die kleinen Schritte wertschätzend begleiten

Die von Marlis Pörtner mitgeprägte personzentrierte Haltung steht im Mittelpunkt dieses Praxisbuches. Ihre Handlungsgrundlagen und Richtlinien helfen, Kinder ganzheitlich wahrzunehmen, zu verstehen und empathisch auf sie einzugehen. Das stärkt die Beziehung. Der Blick der Betreuungsperson ist nicht auf Defizite gerichtet, sondern auf individuelle Ressourcen und kleine Erfolge. Im Zentrum steht eine auf Selbstbestimmung und Autonomie ausgerichtete Entwicklung von Kindern und Jugendlichen. Das aus drei Generationen zusammengesetzte Autorentrio gibt wertvolle Impulse für die Kinderbetreuung, die auch in schwierigen Situationen Orientierung bieten.

Zahlreiche Praxisbeispiele aus dem Betreuungsalltag sowie didaktische Anregungen und Materialien zum Download machen dieses Buch zu einem nachhaltigen Praxiswerk.

Marlis Pörtner, (1933–2020), Psychologin und Psychotherapeutin, arbeitete 30 Jahre lang in eigener Praxis in Zürich. Später konzentrierte sie sich auf Supervision, Beratung und Fortbildung sowie auf das Schreiben.

Martina Portmann, ausgebildete Fachfrau Betreuung, arbeitet in einer Kindertagesstätte im Kanton Zug, Schweiz.

Peter Indergand, Fachlehrperson im Bereich Kinderbetreuung am Berufsbildungszentrum Gesundheit und Soziales in Sursee. Zuvor arbeitete er u. a. als Primarlehrer.

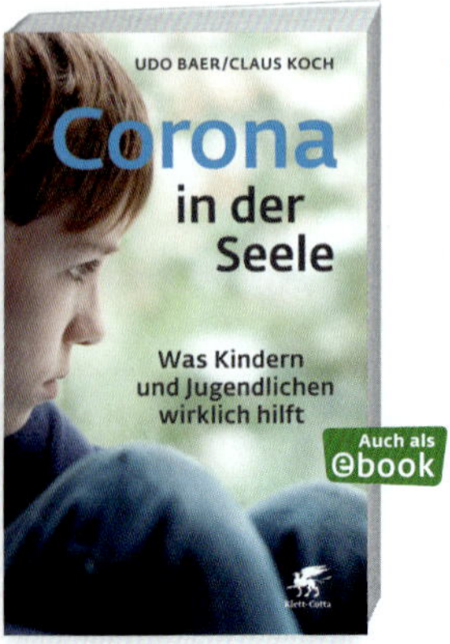

Udo Baer, Claus Koch
Corona in der Seele
Was Kindern und Jugendlichen wirklich hilft

168 Seiten, broschiert
€ 18,– (D). ISBN 978-3-608-98086-8

Gegen Einsamkeit und Angst hilft kein Nachhilfeunterricht

Die Corona-Pandemie hat massive Auswirkungen auf das Leben von Kindern und Jugendlichen. Angst um die Eltern und Großeltern, Einschränkung der sozialen Kontakte, Wegbrechen von Alltagsstrukturen – all das hinterlässt Spuren in den Kinderseelen. Deshalb müssen wir uns den Kindern und Jugendlichen jetzt zuwenden!

Die Autoren beschreiben die vielfältigen Auswirkungen der Pandemie, erklären die Gründe, warum die Folgen langfristig wirken und wieso Kinder, Jugendliche und ihre Familien auf unterschiedliche Weise betroffen sind. Und sie zeigen detailliert auf, wie ihnen nachhaltig geholfen werden kann: Verständnis zeigen und Gefühle teilen, Sicherheit vermitteln in unsicheren Zeiten, Selbstwirksamkeit und Zusammenhalt stärken durch gemeinsames Tun, durch Offenheit und Vertrauen wieder zueinander finden, Einsamkeit vertreiben durch Förderung sozialer Begegnungen.

Udo Baer, Dr. phil., Diplom-Pädagoge, ist Mitbegründer des Pädagogischen Instituts Berlin, Seminarleiter und Leiter von Forschungsprojekten, Mitbegründer der Zukunftswerkstatt *therapie kreativ*, Vorsitzender der »Stiftung Würde« sowie erfolgreicher Buchautor.

Claus Koch, Dr. phil., Diplom-Psychologe ist Mitbegründer des Pädagogischen Instituts Berlin, Autor und Publizist. Als Experte für Bindungsstörungen arbeitet er seit Jahren mit Eltern, ErzieherInnen und LehrerInnen.

Thomas Bergner
Gute Entscheidungen treffen
Wenn Sie wissen, was Sie wollen, können Sie tun, was Sie möchten

336 Seiten, broschiert
€ 32,– (D). ISBN 978-3-608-98073-8

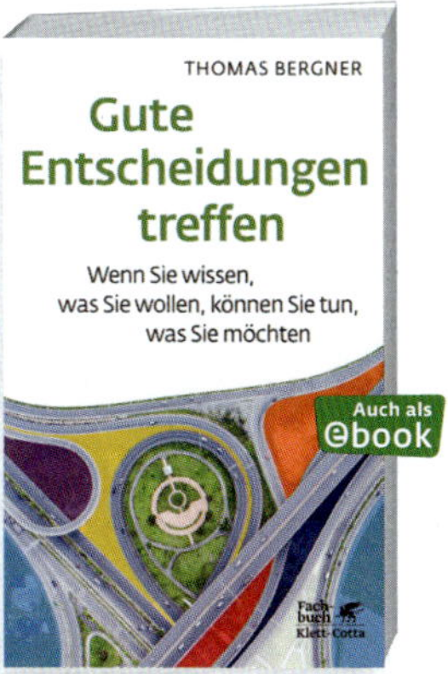

Der Entscheidungs-Coach

Ausbildung oder Studium? Ferien am Meer oder in den Bergen? Oder ganz woanders? In nahezu jedem Lebensbereich haben wir heute viele Optionen abzuwägen; entsprechend schwierig gestalten sich für viele Menschen Entscheidungsprozesse, insbesondere in wichtigen Lebenssituationen. Pro-und-Contra-Listen führen hier meist nicht weiter, deshalb gibt das Buch neben konkreten Hinweisen, Tipps und Selbst-Checks ausführliche Einblicke in die Hintergründe von Entscheidungsfindungen.

Wie beeinflussen Werte, frühe Prägungen und gerade vorherrschende Gefühle unsere Entscheidungen? Inwiefern ist das Belohnungssystem daran beteiligt, was wir gerade für das Beste halten? Je klarer wir diese Komponenten für uns einordnen können, so die Erfahrung des Autors aus 25-jähriger Beratungstätigkeit, desto erfolgreicher treffen wir unsere Entscheidungen.

Thomas Bergner,

Dr. med., ist Facharzt und seit über 25 Jahren als Berater für Führungskräfte tätig. Seine Hauptgebiete sind dabei die Vermeidung von Burnout, Lösungen für Überlastungssituationen und effektives Change-Management sowie das Consulting im Non-Profit-Bereich. Er hat zahlreiche Bücher und andere Fachpublikationen veröffentlicht und ist als Keynote Speaker sowie Trainer für große, internationale und mittelständische Unternehmen tätig.

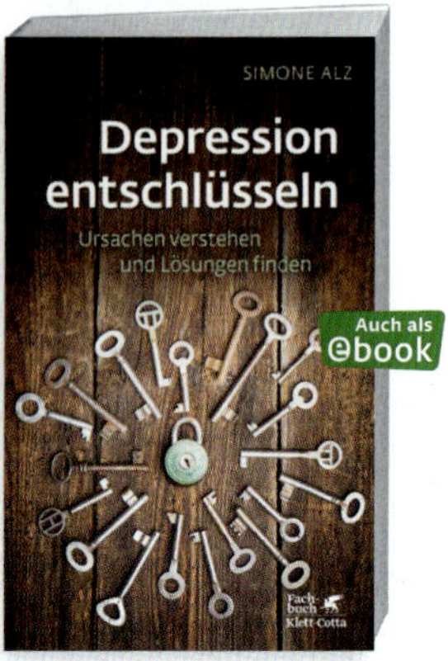

Simone Alz
Depression entschlüsseln
Ursachen verstehen und Lösungen finden

266 Seiten, broschiert
€ 27,– (D). ISBN 978-3-608-98657-0
Erscheint am 19. März 2022

Wieder Hoffnung schöpfen, sich mit dem Leben neu verbinden

Depression hat viele Gesichter. Zahlreiche Ursachen und Auslöser sind möglich, die von Betroffenen und auch von Fachleuten kaum zu überblicken sind. Im Dschungel der therapeutischen Diagnosen und Behandlungsangebote gibt das Buch einen umfassenden Überblick und hilft dabei, Symptome besser zu verstehen, individuelle Ursachen und Zusammenhänge herauszufinden und, darauf basierend, eine geeignete Behandlung ins Auge zu fassen.

Orientierung gibt das von der Autorin entwickelte Modell der »Depressions-Pyramide«, das physische, psychische, soziale und spirituelle Ursachen nach dem aktuellen wissenschaftlichen Kenntnisstand erklärt und mit Fragen zur Selbsteinschätzung verknüpft. Aussagekräftige Fallbeispiele sorgen für Anschaulichkeit und Lebensnähe. Nicht zuletzt ist das Buch Mutmacher für alle, die das Licht am Ende des Tunnels gerade nicht sehen.

Simone Alz

ist Diplom-Psychologin und Coach. Nach Karrierestationen in einer renommierten Unternehmensberatung, bei den Vereinten Nationen und in der freien Wirtschaft arbeitet sie heute selbständig als Coach für Top-Manager und Team-, Persönlichkeits- und Bewusstseinsentwicklung.

Ulrike Balke-Holzberger,
Britta Warmuth

Shake it!

Zittern für den Lernerfolg

ca. 224 Seiten, broschiert
Mit Download-Material
ca. € 25,– (D). ISBN 978-3-608-98090-5
Erscheint am 13. April 2022

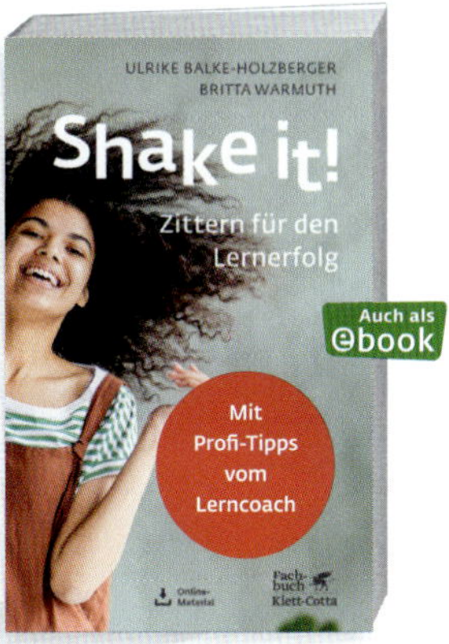

Lernblockaden lösen – Wie Zittern das Hirn frei macht!

Lernstress lähmt, Prüfungsangst blockiert, negative Lernerfahrungen bremsen – hier hilft das unmittelbar umsetzbare Selbsthilfeprogramm für alle Lernlagen. Mit der innovativen und einfach anzuwendenden Entspannungsmethode »Faszien-Stress-Release« kommen Lernende sofort in einen offenen, entspannten und lernfähigen Zustand. Ist der Körper entspannt, ist auch das Gehirn entspannt, und nur ein entspanntes Gehirn ist auch ein aufnahmefähiges Gehirn.

Dieser hilfreiche Lernbegleiter zeigt Ressourcen und Strategien auf, wie lebenslanges Lernen nachhaltig verbessert werden kann. Er nimmt die Lernenden mit auf eine Reise zu zehn Lerninseln und gibt wertvolle Tipps zu Zeitmanagement, Lernorganisation und Prüfungsvorbereitung. So kommt jeder in den Lernflow!

Ulrike Balke-Holzberger, examinierte Kinderkrankenschwester, Sozialpsychologin und Soziologin M.A. Sie arbeitet als systemische Familientherapeutin und Coach in eigener Praxis in Hannover und ist als Organisationsberaterin im betrieblichen Gesundheitsmanagement tätig. Sie ist Gründerin der Faszien-Stress-Release-Arbeit.

Britta Warmuth, Lerncoach, Lehrtrainer (DVNLP), Lehrerin und Journalistin, ist Expertin für hirngerechtes Lernen mit Leidenschaft und Struktur. Sie ist Inhaberin der Lerninsel Berlin und bietet dort Lerncoaching für alle Altersstufen sowie zertifizierte Ausbildungen zum Lerncoach und Lehrerfortbildungen an.

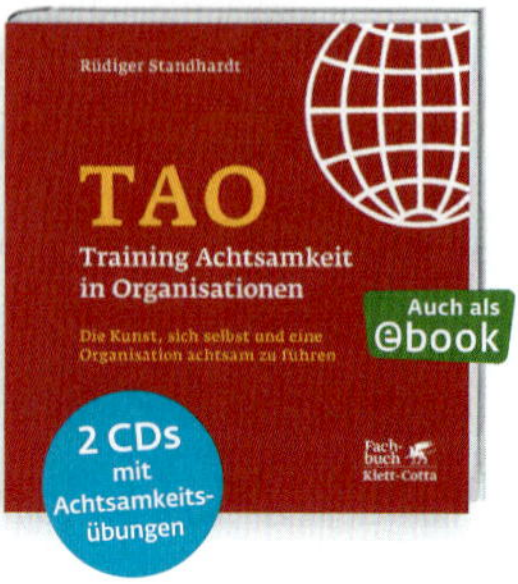

Rüdiger Standhardt

TAO – Training Achtsamkeit in Organisationen

Die Kunst, sich selbst und eine Organisation achtsam zu führen

312 Seiten, gebunden
Mit 2 Hör-CDs
€ 30,– (D). ISBN 978-3-608-98483-5

Achtsamkeit – Die Antwort auf die aktuellen Herausforderungen in der Arbeitswelt

Immer mehr Menschen leiden unter Unsicherheit, Arbeitsverdichtung und der enormen Veränderungsgeschwindigkeit. Klar ist auch: Die individuellen und kollektiven Herausforderungen werden weiter zunehmen! Daher sind wirksame Gegenpole umso wichtiger. Hierzu gehören Innehalten, Entschleunigung, Bewusstheit und Stille.

Die Einübung der Achtsamkeit für den beruflichen Alltag ist ein Weg der Persönlichkeitsentwicklung und zugleich noch viel mehr: ein innovativer Ansatz der achtsamen Kommunikations-, Führungskräfte- und Organisationsentwicklung. Vor dem Hintergrund der globalen Krise ist die Zeit reif für einen echten Wandel in der Arbeitswelt, ein Umdenken in der Organisationsführung und eine Vision für ein achtsames Miteinander.

Rüdiger Standhardt,

Dipl.-Pädagoge, Coach, Trainer für Persönlichkeits- und Organisationsentwicklung sowie Autor zahlreicher Buchveröffentlichungen und Artikel. Seit 2017 Institutsleiter des Forum Achtsamkeit – Institut für Ausbildung, Training und Coaching. Er praktiziert seit 1979 Meditation, hat seit 1998 über 65 Achtsamkeitsausbildungen geleitet, über tausend Menschen in achtsamkeitsbasierten Verfahren ausgebildet und ist Leiter der TAO-Ausbildung.

Gudrun Görlitz, Nadine Bachetzky
Selbsthilfe bei Ängsten

224 Seiten, broschiert
€ 20,– (D). ISBN 978-3-608-86131-0
Erscheint am 19. März 2022

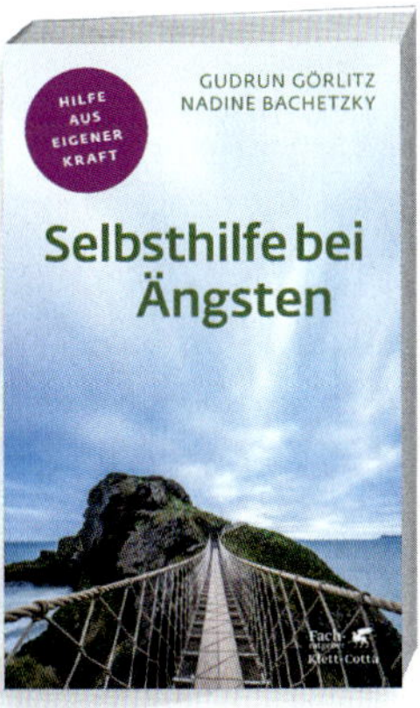

Bevor die Angst alles bestimmt: Selbsthilfe Schritt für Schritt

Konfrontation statt Vermeidung ist der Schlüssel zur Bewältigung ganz unterschiedlicher Ängste. Dieses verhaltenstherapeutische Prinzip zieht sich durch das gesamte Selbsthilfebuch, das Betroffene darin unterstützt, ihre übersteigerten Ängste besser kennenzulernen, sich ihnen Schritt für Schritt zu stellen und sie schließlich zu überwinden. Leser und Leserinnen profitieren von der langjährigen Erfahrung der Autorinnen im psychotherapeutischen Umgang mit Ängsten aller Art: Phobien, Panikstörungen, generalisierten Angststörungen u.v.m. Mit vielen Übungen, Anleitungen, Selbst-Checks sowie Informationen und anschaulichen Fallgeschichten macht das Buch Mut, sich den eigenen Ängsten zu stellen. Hinweise, wann doch besser eine Psychotherapie helfen könnte, sind ebenso enthalten wie Empfehlungen für Angehörige.

Gudrun Görlitz, Diplom-Psychologin, arbeitete als Psychologische Psychotherapeutin (Verhaltenstherapie) für Kinder, Jugendliche und Erwachsene in einer Praxisgemeinschaft in Augsburg; Tätigkeit in Weiterbildung und Supervision sowie zahlreiche Buchveröffentlichungen.

Nadine Bachetzky, Dr., Diplom-Psychologin, ist Psychologische Psychotherapeutin (Verhaltenstherapie) für Erwachsene und arbeitet in einer Praxisgemeinschaft in Augsburg.

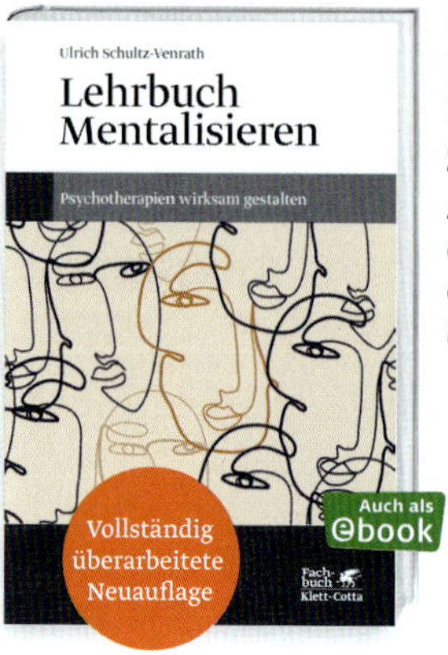

Ulrich Schultz-Venrath
Lehrbuch Mentalisieren
Psychotherapien wirksam gestalten

4., vollständig überarbeitete Neuauflage
ca. 464 Seiten, gebunden
ca. € 55,– (D). ISBN 978-3-608-98146-9
Erscheint am 19. März 2022

Mentalisieren – das Erfolgskonzept in der Psychotherapie

Dieses bewährte Lehrbuch vermittelt die theoretischen und praktischen Grundlagen des Mentalisierungskonzepts. Mentalisieren erweist sich für die Behandlung von Patientinnen und Patienten mit psychischen und psychosomatischen Störungen über verschiedene Schulrichtungen hinweg als äußerst hilfreiches Hilfsmittel der erfolgreichen Gestaltung therapeutischer Prozesse. Der Autor stellt das Mentalisierungsmodell dar und erläutert es mit Hilfe aktueller psychoanalytischer, neurowissenschaftlicher und neuro-psychiatrischer Konzepte, Daten und Befunde. Auf dieser Grundlage werden praktisch-klinische Anwendungen beschrieben.

Die vollständig überarbeitete Neuauflage beschreibt den neuesten Stand der Bindungstheorie einschließlich der Entwicklung epistemischen Vertrauens und die Erweiterung der prämentalistischen Modi um den Körpermodus.

Ulrich Schultz-Venrath,

Prof. Dr. med., ist Arzt für Psychosomatik und Psychotherapie (DGPM) und Nervenheilkunde (DGN), Psychoanalytiker (DPV, DGPT, IPA) und Gruppenlehranalytiker (D3G, EFPP, GASI) in eigener Praxis in Köln. Er ist Professor für Psychosomatik an der Universität Witten / Herdecke und war Chefarzt der Klinik für Psychiatrie, Psychotherapie und Psychosomatik des EVK Bergisch Gladbach.

Karl Heinz Brisch (Hrsg.)
Kindliche Entwicklung zwischen Ur-Angst und Ur-Vertrauen

ca. 208 Seiten, broschiert
ca. € 30,– (D). ISBN 978-3-608-98434-7
Erscheint am 21. Mai 2022

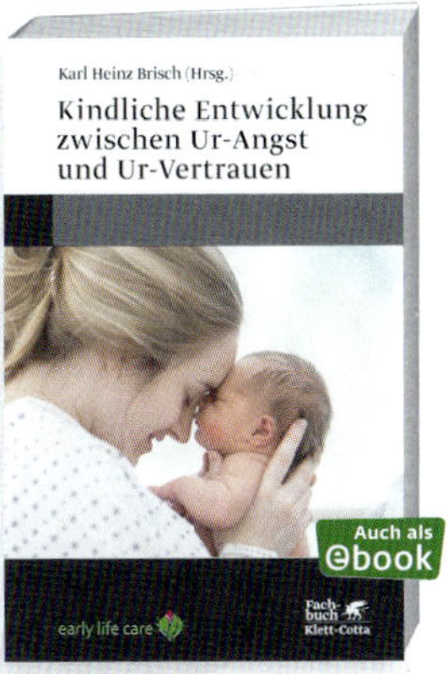

Eltern und Kinder mit Ängsten begleiten

Dieses Buch trägt zu einem vertieften Verständnis der Entstehung und der Bedeutung von Vertrauen und Ängsten in jungen Familien vor und nach der Geburt bei und zeigt Präventions- und Interventionsmöglichkeiten auf. Die einzelnen Beiträge des Buches werfen einen intensiven Blick auf angstvolle Situationen und zeigen Wege auf, wie Ur-Vertrauen hergestellt, das Entstehen von Ängsten verhindert oder bestehende Ängste bewältigt werden können. Es wird geschildert, wie trotz stark angstbesetzter Ausgangsbedingungen eine positive Entwicklung eines Kindes ermöglicht wird und langfristige Angstprobleme durch frühzeitige Prävention verhindert werden.

Karl Heinz Brisch,

Univ.-Prof. Dr. med. habil., gilt als der führende Bindungsexperte im deutschsprachigen Raum und ist Vorstand des weltweit ersten Lehrstuhls für Early Life Care und Leiter des gleichnamigen Forschungsinstituts an der Paracelsus Medizinischen Privatuniversität (PMU) in Salzburg.

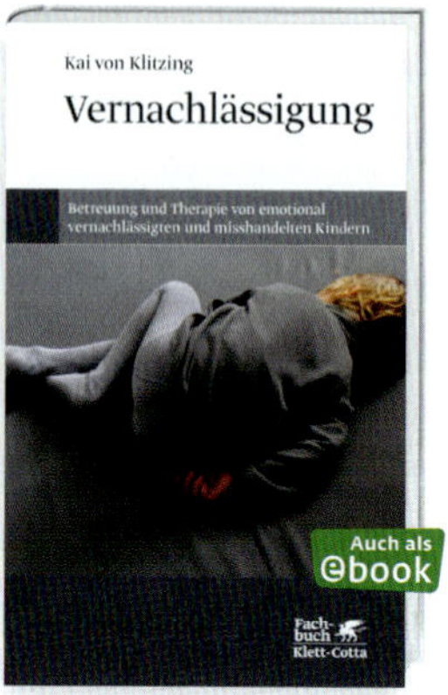

Kai von Klitzing
Vernachlässigung
Betreuung und Therapie von emotional vernachlässigten und misshandelten Kindern

ca. 256 Seiten, gebunden
ca. € 32,– (D). ISBN 978-3-608-98089-9
Erscheint am 18. Juni 2022

Was vernachlässigten Kindern und Jugendlichen hilft

Im Gegensatz zu körperlichen und sexuellen Übergriffen auf Kinder steht die weit verbreitete Kindesvernachlässigung kaum im Fokus öffentlicher Wahrnehmung. Dabei erleben mehr als 10 Prozent aller Menschen in ihrer Kindheit Vernachlässigungen und emotionale Misshandlung. Derartige Erfahrungen in der Kindheit gehören zu den wesentlichsten Risikofaktoren für das Auftreten vieler psychischer und körperlicher Erkrankungen im späteren Leben.

Das Buch gibt einen umfassenden Überblick über Definition, Häufigkeit, Ursachen und Folgen von Vernachlässigung und emotionaler Kindesmisshandlung. Praxisnahe Fallbeispiele und wissenschaftliche Befunde ermöglichen ein psychoanalytisches Verständnis der Innenwelt vernachlässigter Kinder.

Kai von Klitzing

ist Arzt und Psychoanalytiker für Kinder, Jugendliche und Erwachsene und Professor für Kinder- und Jugendpsychiatrie an der Universität Leipzig. Er ist Mitglied der Schweizerischen Gesellschaft für Psychoanalyse / IPV, Lehranalytiker der Deutschen Psychoanalytischen Vereinigung (DPV) sowie Mitherausgeber der Zeitschriften »Kinderanalyse« und »Infant Mental Health Journal«.

Peter Zimmermann
Trauma und moralische Konflikte
Einführung und Manual für die präventive und therapeutische Arbeit mit Einsatzkräften

Reihe »Traumafolgestörungen – vorbeugen, behandeln und rehabilitieren«
240 Seiten, gebunden
€ 32,– (D). ISBN 978-3-608-96475-2

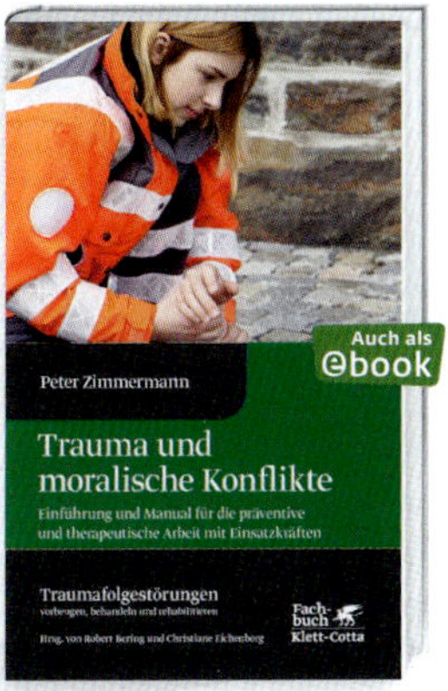

Wenn professionelle Helfer Hilfe brauchen

Einsatzkräfte sind bei der Ausübung ihres Dienstes für die Gemeinschaft angesichts immer komplexer werdender Schadenslagen vielfältigen psychosozialen Stressoren ausgesetzt. Neben den klassischen traumawertigen Situationen sind dabei in den letzten Jahren auch vermehrt ethisch relevante Konfliktfelder in den Fokus gerückt. Reflektionen über Sinnfragen oder Wertorientierungen, aber auch über Entscheidungen mit einer moralischen Dimension spielen bei der Verarbeitung von Einsätzen eine zunehmende Rolle. Sie haben dabei das Potenzial, erhebliche Veränderungen von Wertesystemen und auch psychisch relevantes Leid, wie z. B. Zorn, Schuldgefühle und Scham nach moralischen Verletzungen, hervorzurufen.

»Trauma und moralische Konflikte« ist der erste Band der neuen Klett-Cotta Fachbuch-Reihe zum Thema Psychotraumatologie »Traumafolgestörungen«.

Peter Zimmermann,

Prof. Dr. med., ist Facharzt für Psychiatrie und Psychotherapie, Traumatherapeut und Gruppenanalytiker. Er leitet das Psychotraumazentrum der Bundeswehr und lehrt an der Charité in Berlin.

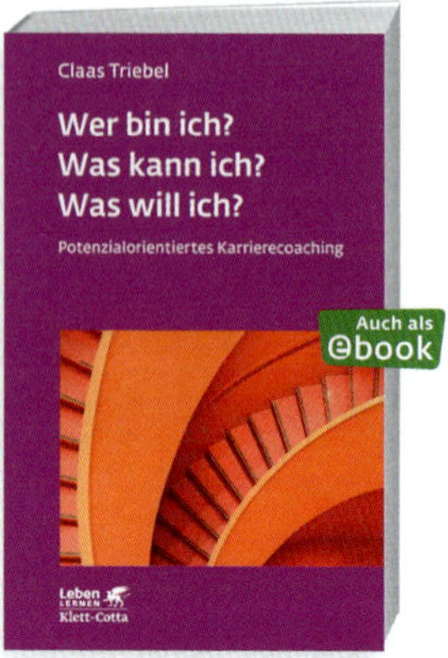

Claas Triebel
Wer bin ich? Was kann ich? Was will ich?
Potenzialorientiertes Karrierecoaching

Leben Lernen 333
176 Seiten, broschiert
€ 25,– (D). ISBN 978-3-608-89279-6
Erscheint am 13. April 2022

Der Praxisleitfaden für Karrierecoaching

Das Konzept vom Beruf fürs Leben ist ein Auslaufmodell. Die Arbeitswelt verändert sich in atemberaubendem Tempo – und mit ihr die Anpassungsforderungen an die Berufstätigen. Umso wichtiger wird es für die Lebenszufriedenheit jedes Einzelnen, die eigenen Kompetenzen in vollem Umfang zu kennen und gezielt zur beruflichen Weiterentwicklung einzusetzen. Coaches und psychologische Berater erhalten mit diesem Buch ein durch und durch anwendungsbezogenes und gut strukturiertes »Handwerkszeug«, um Menschen in ihrer kompetenz- und potentialorientierten Karriereplanung zu unterstützen. Das Konzept mit dem Herzstück der »Kompetenzenbilanz«, das bereits seit vielen Jahren erfolgreich eingesetzt wird, vermittelt eine praxisbezogene Orientierungshilfe für Laufbahnübergänge wie Ausbildungs- und Berufswahl, Wiedereinstieg oder Neuorientierung.

Prof. Dr. Claas Triebel,

Dipl.-Psych., als Professor für Kompetenzentwicklung und Coaching an einer Hochschule und in der Aus- und Weiterbildung im Bereich Karrierecoaching tätig; er entwickelte die vielfach angewandte »Kompetenzenbilanz«, er berät zudem Startups, Firmen und Institutionen. Er lebt mit seiner Familie in Gräfelfing bei München

Waltraut Barnowski-Geiser

Krankheitsscham – die verborgene Emotion

Erkennen, verstehen, helfen

Leben Lernen 330
196 Seiten, broschiert
€ 27,– (D). ISBN 978-3-608-89278-9
Erscheint am 19. März 2022

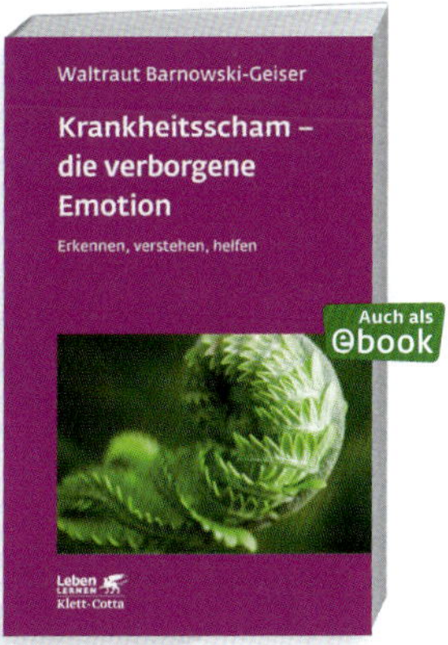

Den Teufelskreis der Scham durchbrechen

Die Angst, stigmatisiert, ausgegrenzt und als Last angesehen zu werden oder in existentielle Probleme zu geraten, kann schwer erkrankte Menschen zusätzlich enorm belasten. Krankheitsscham wird dann nicht selten zum verborgenen Begleiter. Schambesetzte Themen kommen aber auch in der Psychotherapie oder ärztlichen Sprechstunde meist nicht offen zur Sprache, mit durchweg negativen Konsequenzen für den Behandlungserfolg. Anhand vieler Beispiele aus der Praxis sensibilisiert das Buch für dieses verdrängte Thema, zeigt, wie es im therapeutischen Setting erkannt und aus der Tabuzone geholt werden kann. Das Hauptaugenmerk liegt auf den zahlreichen praktischen Interventionsmöglichkeiten aus verschiedenen Therapierichtungen, die eine Neubewertung, Verhaltensänderung und verändertes Erleben bei den Betroffenen unterstützen.

Waltraut Barnowski-Geiser,

Dr. sc. mus., ist Musiktherapeutin und Heilpraktikerin für Psychotherapie. Langjährige Erfahrung als Lehrende und Therapeutin an Schulen, Hochschulen und in therapeutischen Ausbildungsgängen, freie Praxis in Erkelenz.

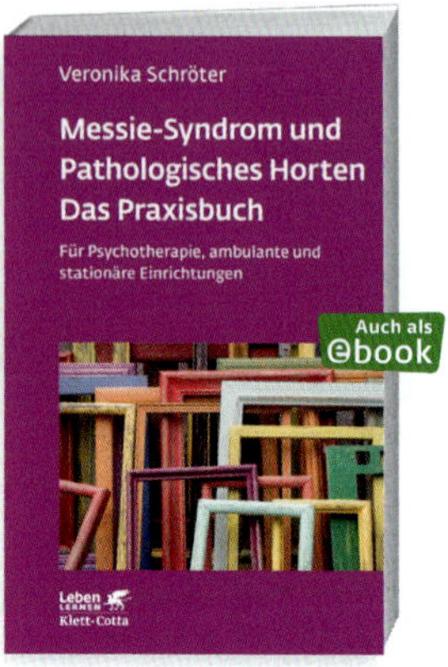

Veronika Schröter
Messie-Syndrom und Pathologisches Horten – Das Praxisbuch
Für Psychotherapie, ambulante und stationäre Einrichtungen

Leben Lernen 332
308 Seiten, broschiert
€ 32,– (D). ISBN 978-3-608-89280-2

Das Praxisbuch für Messie-Berater

Auch von Fachleuten wird oft übersehen, dass das Verhalten von Messies durch psychische Störungen ausgelöst wird. Messies können sich nicht »endlich mal zusammenreißen« und ihre Wohnung entmüllen. Die Autorin, führende Messie-Expertin im deutschsprachigen Raum, erklärt in diesem Buch anschaulich, wie sich die verschiedenen Ausprägungen: Vermüllung, Verwahrlosung und das als neue Diagnose aufgenommene »Pathologische Horten« voneinander unterscheiden und welche Grunderkrankungen jeweils zugrunde liegen. Diese differenzierte Betrachtung ist die Basis einer erfolgreichen Begleitung und Therapie, die hier in allen psychologischen und betreuerischen Aspekten dargestellt wird. Psychologische Fachkräfte und Helfer können sich so an klaren Konzepten und professionellen Standards orientieren und Schritt für Schritt gesichert vorgehen.

Veronika Schröter,

Messie-Expertin mit selbst entwickeltem Ansatz: identitätsbildende integrative Messie-Therapie; Heilpraktikerin für Psychotherapie und weitere therapeutische Ausbildungen; Mitarbeiterin am Psychologischen Institut der Universität Freiburg zur Erforschung des Messie-Syndroms; in dem von ihr gegründeten Messie-Kompetenzzentrum in Stuttgart bildet sie qualifizierte, zertifizierte Messie-Fachkräfte nach Veronika Schröter© aus.

Stefan Hammel

Hypnosystemische Therapie

Das Handbuch für die Praxis

Leben Lernen 331
ca. 288 Seiten, broschiert
ca. € 30,– (D). ISBN 978-3-608-89198-0
Erscheint am 21. Mai 2022

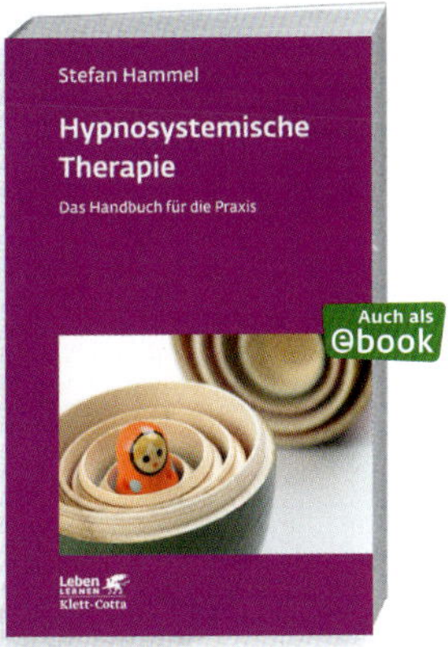

Das Grundlagenbuch zum hypnosystemischen Arbeiten

Seit über 25 Jahren bereichern Methoden der Hypnosystemischen Therapie die psychologische Beratung höchst erfolgreich. Erstmals wird nun ein Einführungsbuch und Grundlagenwerk für alle, die diesen kreativen Ansatz in ihr Angebot integrieren wollen, vorliegen. Stefan Hammel geht auf die Grundannahmen und therapeutischen Strategien ein und vermittelt die therapeutischen Tools praxisnah und an vielen Beispielen. Elemente der Systemischen Therapie, der Hypnotherapie nach Milton Erickson und der Teile- bzw. Aufstellungsarbeit verbinden sich zu einer eigenständigen, neuen Herangehensweise. Die Wahrnehmungen und Deutungen der Klienten werden dabei gleichsam als Film betrachtet, der schrittweise angepasst wird, bis ein stimmiges Kompetenzerleben und Verhalten entsteht, das in der Therapie oder Beratung weiter gefestigt wird.

Stefan Hammel

ist Systemischer Therapeut und Hypnotherapeut; er leitet das Institut für Hypnosystemische Beratung in Kaiserslautern und ist als Referent von hypno- und systemtherapeutischen Ausbildungsinstituten in Deutschland, Österreich und der Schweiz tätig.

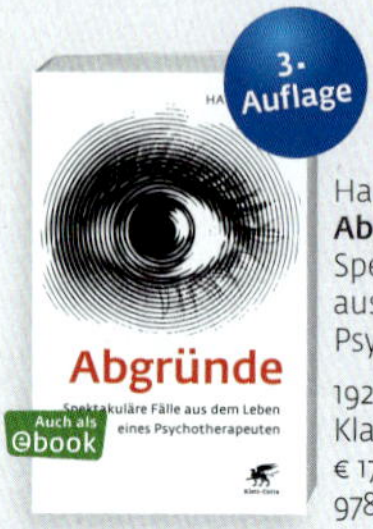

Hans Hopf
Abgründe
Spektakuläre Fälle aus dem Leben eines Psychotherapeuten

192 Seiten, Klappenbroschur
€ 17,– (D)
978-3-608-98333-3

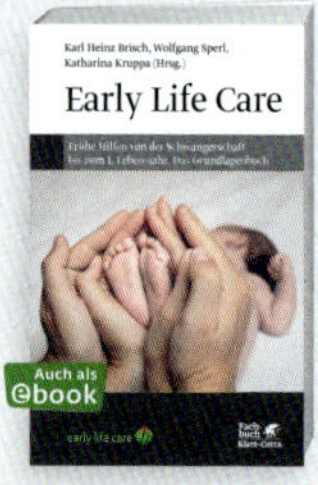

Brisch, Sperl, Kruppa (Hrsg.)
Early Life Care
Frühe Hilfen von der Schwangerschaft bis zum 1. Lebensjahr. Das Grundlagenbuch

217 Seiten, broschiert
€ 29,– (D)
978-3-608-98186-5

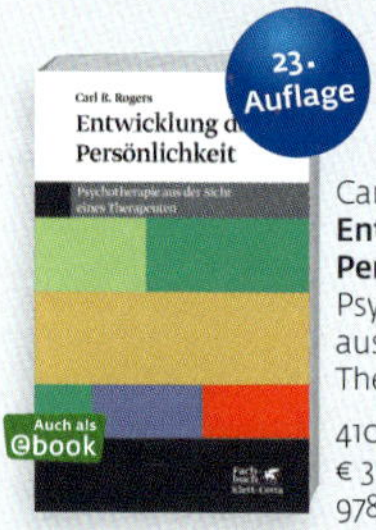

Carl R. Rogers
Entwicklung der Persönlichkeit
Psychotherapie aus der Sicht eines Therapeuten

410 Seiten, broschiert
€ 35,– (D)
978-3-608-96417-2

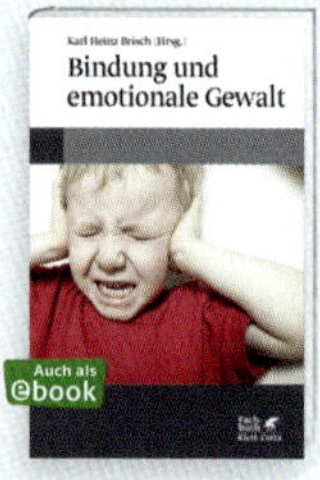

Karl Heinz Brisch (Hrsg.)
Bindung und emotionale Gewalt

309 Seiten, gebunden mit Schutzumschlag
€ 40,– (D)
978-3-608-96154-6

Klaus Blaser
Sag Ja zum Nein sagen
Das Trainingsprogramm zur Stärkung der eigenen Grenze

240 Seiten, gebunden
€ 25,– (D)
978-3-608-98324-1

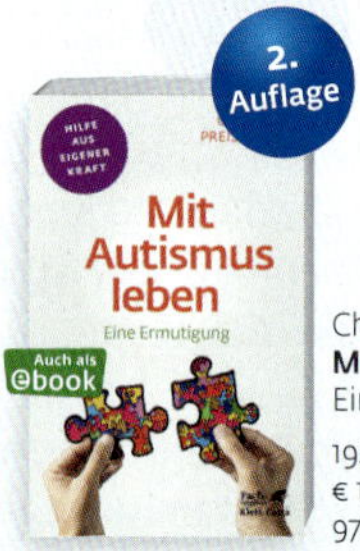

Christine Preißmann
Mit Autismus leben
Eine Ermutigung

192 Seiten, broschiert
€ 19,– (D)
978-3-608-86127-3

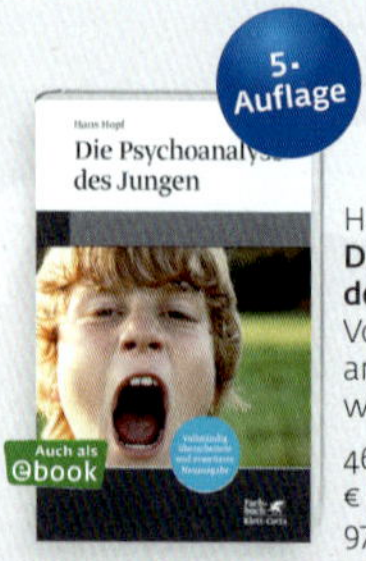

Hans Hopf
Die Psychoanalyse des Jungen
Vollständig überarbeitete und erweiterte Neuauflage

464 Seiten, gebunden
€ 50,– (D)
978-3-608-98325-8

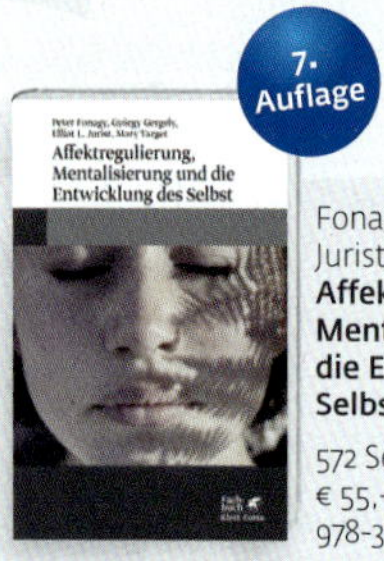

Fonagy, Gergely, Jurist, Target
Affektregulierung, Mentalisierung und die Entwicklung des Selbst

572 Seiten, gebunden
€ 55,– (D)
978-3-608-96271-0

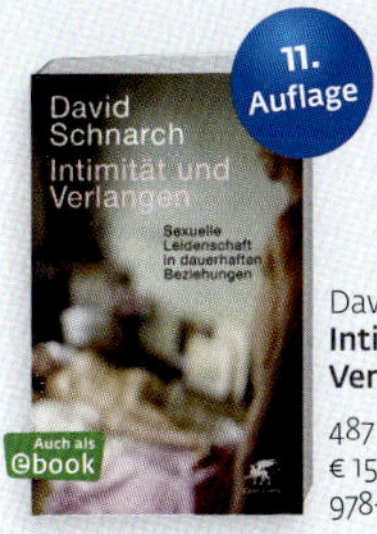

David Schnarch
Intimität und Verlangen
487 Seiten, broschiert
€ 15,– (D)
978-3-608-94798-4

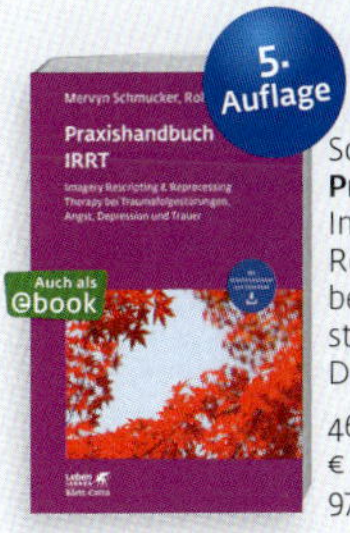

Schmucker, Köster
Praxishandbuch IRRT
Imagery Rescripting & Reprocessing Therapy bei Traumafolgestörungen, Angst, Depression und Trauer
460 Seiten, broschiert
€ 45,– (D)
978-3-608-89216-1

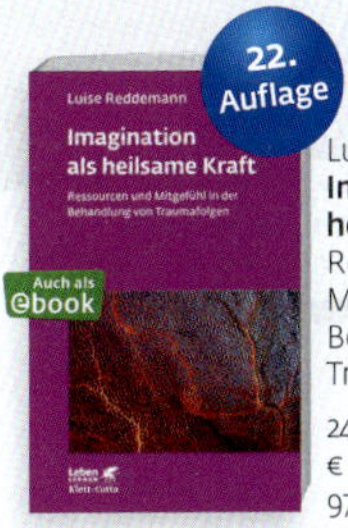

Luise Reddemann
Imagination als heilsame Kraft
Ressourcen und Mitgefühl in der Behandlung von Traumafolgen
246 Seiten, broschiert
€ 28,– (D)
978-3-608-89178-2

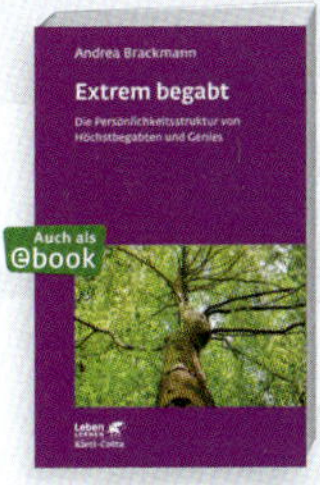

Andrea Brackmann
Extrem begabt
Die Persönlichkeitsstruktur von Höchstbegabten und Genies
281 Seiten, broschiert
€ 28,– (D)
978-3-608-89258-1

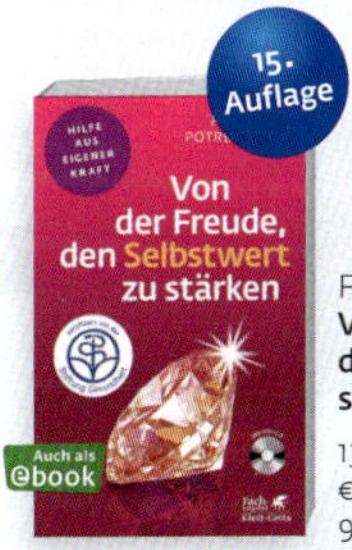

Friederike Potreck
Von der Freude, den Selbstwert zu stärken
130 Seiten, broschiert
€ 18,– (D)
978-3-608-86047-4

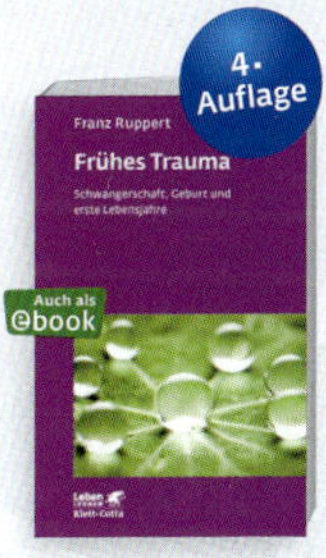

Franz Ruppert
Frühes Trauma
Schwangerschaft, Geburt und erste Lebensjahre
309 Seiten, broschiert
€ 33,– (D)
978-3-608-89251-2

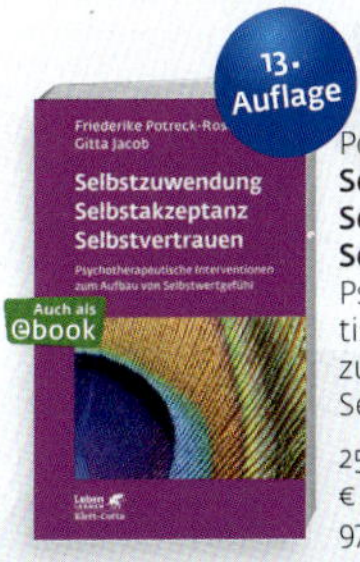

Potreck, Jacob
Selbstzuwendung, Selbstakzeptanz, Selbstvertrauen
Psychotherapeutische Interventionen zum Aufbau von Selbstwertgefühl
256 Seiten, broschiert
€ 28,– (D)
978-3-608-89194-2

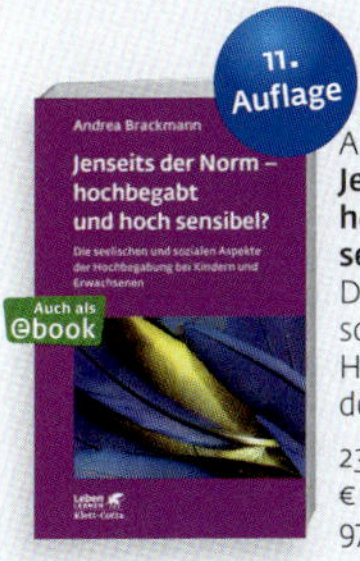

Andrea Brackmann
Jenseits der Norm – hochbegabt und hoch sensibel?
Die seelischen und sozialen Aspekte der Hochbegabung bei Kindern und Erwachsenen
236 Seiten, broschiert
€ 25,– (D)
978-3-608-89208-6

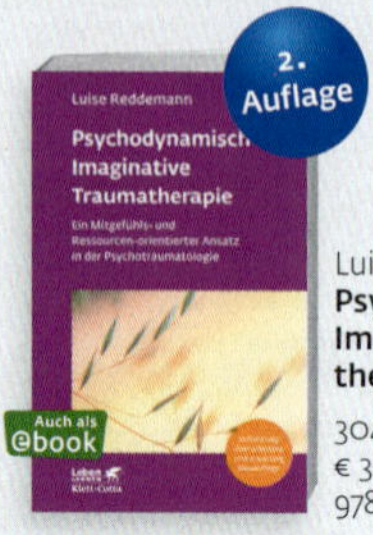

Luise Reddemann
Psychodynamisch Imaginative Trauma-therapie – PITT
304 Seiten, broschiert
€ 32,– (D)
978-3-608-89270-3

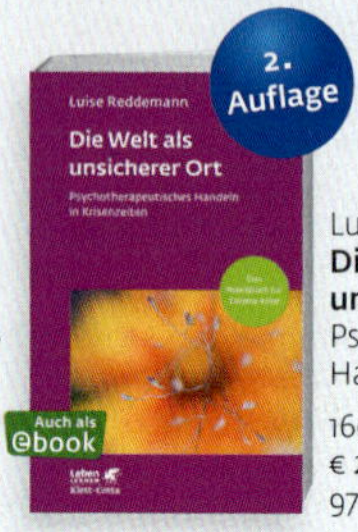

Luise Reddemann
Die Welt als unsicherer Ort
Psychotherapeutisches Handeln in Krisenzeiten
160 Seiten, broschiert
€ 24,– (D)
978-3-608-89277-2

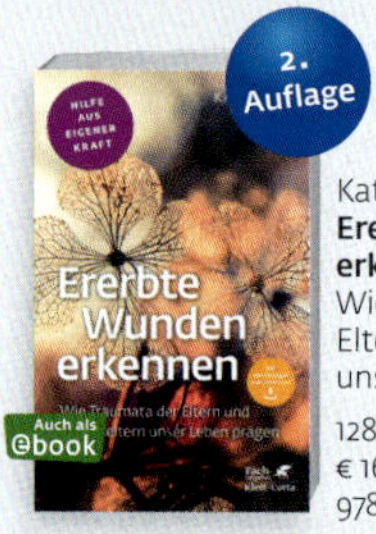

Katharina Drexler
Ererbte Wunden erkennen
Wie Traumata der Eltern und Großeltern unser Leben prägen
128 Seiten, broschiert
€ 16,– (D)
978-3-608-86129-7

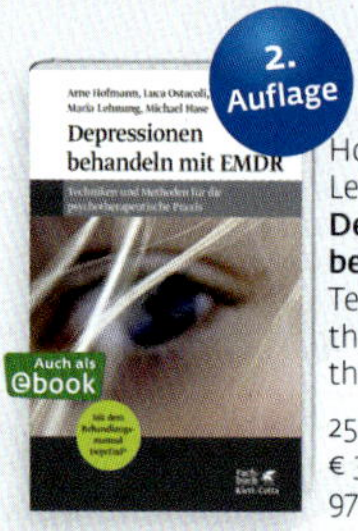

Hofmann, Ostacoli, Lehnung, Hase
Depressionen behandeln mit EMDR
Techniken und Methoden für die psychotherapeutische Praxis
256 Seiten, gebunden
€ 38,– (D)
978-3-608-98227-5

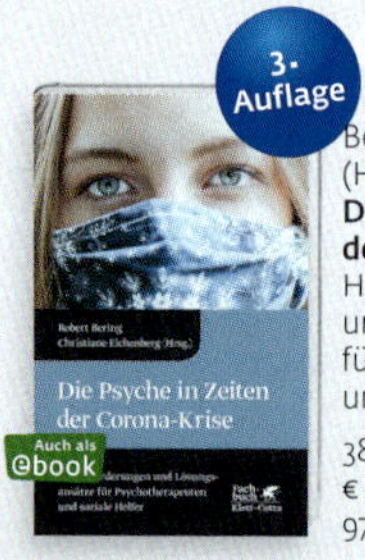

Bering, Eichenberg (Hrsg.)
Die Psyche in Zeiten der Corona-Krise
Herausforderungen und Lösungsansätze für Psychotherapeuten und soziale Helfer
384 Seiten, gebunden
€ 35,– (D)
978-3-608-98460-6

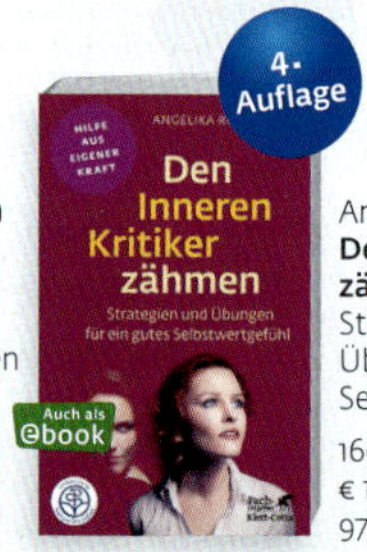

Angelika Rohwetter
Den Inneren Kritiker zähmen
Strategien und Übungen für ein gutes Selbstwertgefühl
160 Seiten, broschiert
€ 17,– (D)
978-3-608-86049-8

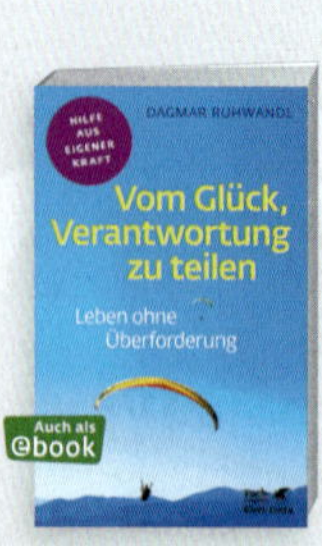

Dagmar Ruhwandl
Vom Glück, Verantwortung zu teilen
Leben ohne Überforderung
132 Seiten, broschiert
€ 17,– (D)
978-3-608-86123-5

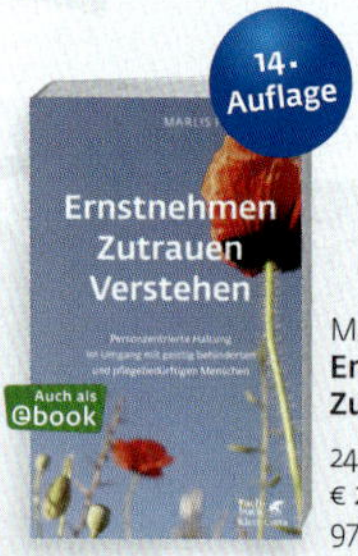

Marlis Pörtner
Ernstnehmen – Zutrauen – Verstehen
248 Seiten, broschiert
€ 25,– (D)
978-3-608-96166-9

www.klett-cotta.de/fachbuch

HIGHLIGHTS HERBST 2021

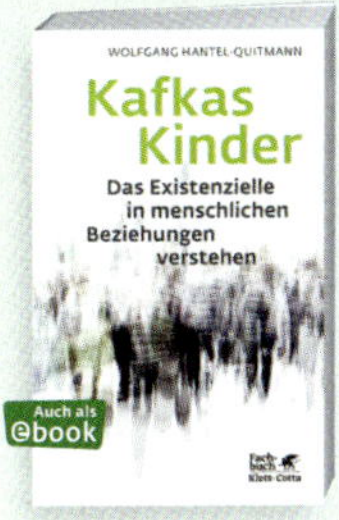

252 Seiten, broschiert
€ 25,– (D). 978-3-608-98410-1

Wolfgang Hantel-Quitmann
Kafkas Kinder
Das Existenzielle in menschlichen Beziehungen verstehen

Sind wir nicht alle ein bisschen Kafka?

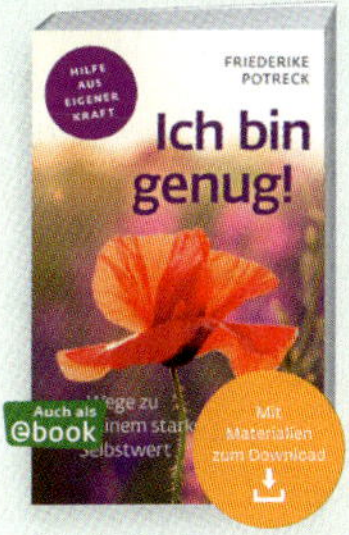

168 Seiten, broschiert
€ 17,– (D). 978-3-608-86140-2

Friederike Potreck
Ich bin genug!
Wege zu einem starken Selbstwert

Selbstwert stärken für Fortgeschrittene

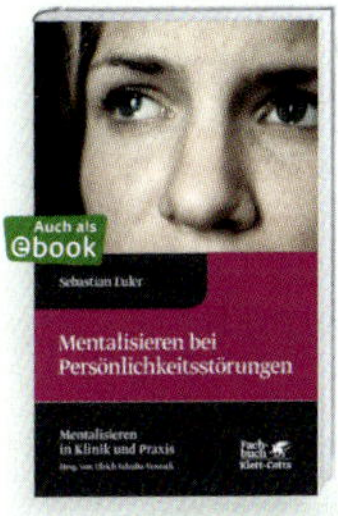

224 Seiten, gebunden
Mit Tabellen und ca. 6 SW-Abbildungen
€ 30,– (D). 978-3-608-96288-8

Sebastian Euler
Mentalisieren bei Persönlichkeitsstörungen
Reihe »Mentalisieren in Klinik und Praxis«

Persönlichkeitsstörungen erfolgreich mit MBT behandeln

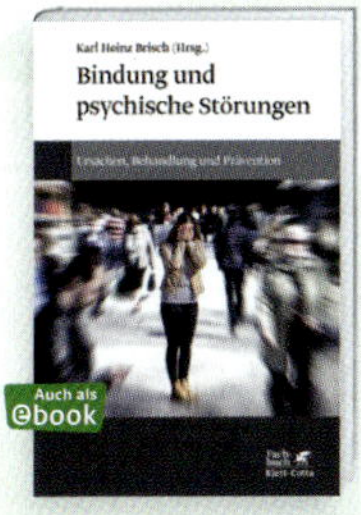

336 Seiten, gebunden mit Schutzumschlag
Mit ca. 10 Abbildungen
€ 40,– (D). 978-3-608-98435-4

Karl Heinz Brisch (Hrsg.)
Bindung und psychische Störungen
Ursachen, Behandlung und Prävention

Neueste Erkenntnisse aus der Bindungsforschung bei psychischen Störungen

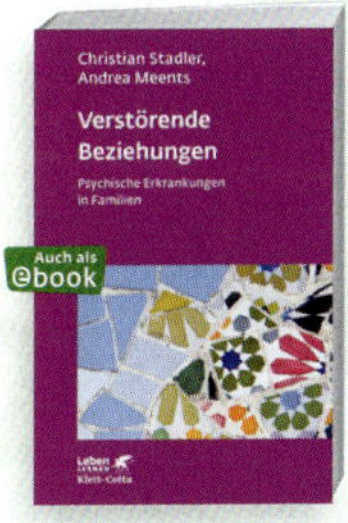

Leben Lernen 325
294 Seiten, broschiert
Mit Abbildungen
€ 30,– (D). 978-3-608-89263-5

Christian Stadler, Andrea Meents
Verstörende Beziehungen
Psychische Erkrankungen in Familien

Der Einfluss psychischer Störungen auf das Familiensystem

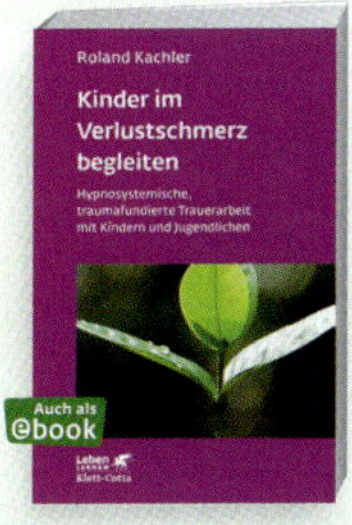

Leben Lernen 326
182 Seiten, broschiert
€ 25,– (D). 978-3-608-89271-0

Roland Kachler
Kinder im Verlustschmerz begleiten
Hypnosystemische, traumafundierte Trauerarbeit mit Kindern und Jugendlichen

Ein beziehungsorientierter und traumafundierter Traueransatz

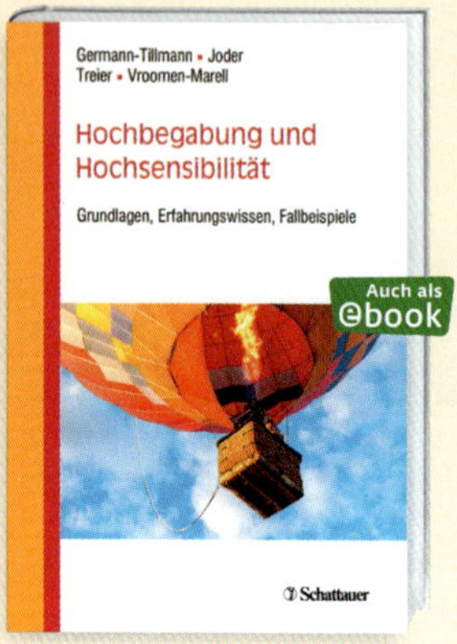

Theres Germann-Tillmann,
Karin Joder, René Treier,
Renée Vroomen-Marell (Hrsg.)
Hochbegabung und Hochsensibilität
Grundlagen, Erfahrungswissen, Fallbeispiele

286 Seiten, gebunden
Mit Tabellen und mehreren SW-Abbildungen
€ 35,– (D). ISBN 978-3-608-40089-2

Hochbegabung ist vielfältig! Das ABC des Lebens von hochbegabten und hochsensiblen Menschen

Sie fühlen sich oft »fehl am Platz«? Vielleicht konnte Ihnen auch eine Psychotherapie bisher nicht helfen? Oder Sie sind selbst TherapeutIn und Ihre PatientIn hat psychiatrische Diagnosen, Sie haben aber den Eindruck, etwas stimmt dabei nicht? Dieses Buch ist eine Entdeckungsreise, um hochbegabte Kinder, Jugendliche und insbesondere Erwachsene zu erkennen bzw. sich selbst zu erkennen. Die Beiträge werden Betroffenen und deren Bezugspersonen sowie therapeutischen Fachleuten die Augen öffnen und ein leichteres Leben ermöglichen. Auch das Zusammenleben von Hochbegabten und Normalbegabten kann mit diesen Erkenntnissen harmonischer gestaltet werden.

Theres Germann-Tillmann, freiberufliche Fachfrau für Tiergestützte Therapie / Pädagogik und Beratung.

Karin Joder, Dr. phil., Diplom-Psychologin und Master of Public Health.

René Treier, Dr. med., selbständiger Facharzt für Psychiatrie und Psychotherapie.

Renée Vroomen-Marell, eigene Praxis in den Niederlanden für Kinder und Jugendliche.

Wolfgang Wöller

Psychodynamische Psychotherapie

Lehrbuch der ressourcen-orientierten Praxis

ca. 496 Seiten, gebunden
ca. € 65,– (D). ISBN 978-3-608-40074-8
Erscheint am 13. April 2022

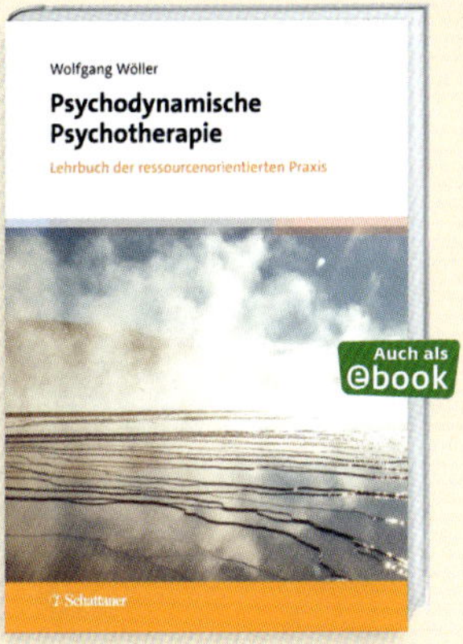

Das neue Standardwerk

Das Lehrbuch vermittelt ein zeitgemäßes Verständnis psychodynamischer Psychotherapie als ressourcenorientierte Beziehungswissenschaft. Zentrales Anliegen ist es, eine Behandlungskonzeption vorzustellen, die den Reichtum des psychoanalytischen Erfahrungswissens bewahrt und gleichzeitig den Befunden moderner Neuro- und Entwicklungswissenschaften und den Ergebnissen der empirischen Psychotherapieforschung Rechnung trägt.

Dabei zeigt sich, dass das weithin anerkannte Wirkprinzip der Ressourcenorientierung hervorragend mit einem psychodynamischen Therapieverständnis vereinbar ist. Eine ressourcenbasierte psychodynamische Beziehungsgestaltung bildet die Grundlage für die Bearbeitung unbewusster Konflikte, struktureller Einschränkungen und traumatischer Erinnerungen.

Wolfgang Wöller,

PD Dr. med., FA für Psychosomatische Medizin und Psychiatrie sowie Neurologie und Psychiatrie, Psychoanalytiker, Lehranalytiker, EMDR-Therapeut. Ehem. Ärztlicher Direktor der Rhein-Klinik Bad Honnef.

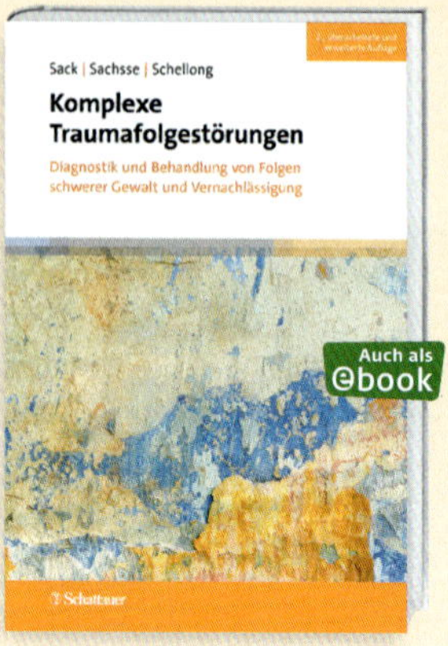

Martin Sack, Ulrich Sachsse, Julia Schellong (Hrsg.)
Komplexe Traumafolgestörungen
Diagnostik und Behandlung von Folgen schwerer Gewalt und Vernachlässigung

2., aktualisierte und ergänzte Neuauflage
ca. 640 Seiten, gebunden
ca. € 78,– (D). ISBN 978-3-608-40141-7
Erscheint am 18. Juni 2022

Das Standardwerk zum Thema Traumafolgestörungen

Erfahrungen von schwerer Gewalt und Vernachlässigung vor allem in Kindheit und Jugend können zu einer Vielzahl psychischer und psychosomatischer Symptome führen. Typische Folgen sind Probleme mit der Affektregulation, der Selbstakzeptanz, Scham- und Schuldgefühle sowie Schwierigkeiten im zwischenmenschlichen Bereich. Nicht selten leiden Betroffene auch unter körperlichen Beschwerden ohne hinreichende organische Ursache. Auch Angststörungen, dissoziativen Störungen oder Suchterkrankungen gehören zu diesem breiten Spektrum der Beschwerden, die sich unter dem Begriff der komplexen Traumafolgestörungen zusammenfassen lassen. Die Vielzahl an gleichzeitig vorliegenden Symptomen und die hohe Beeinträchtigung der Patienten stellen eine Herausforderung für Diagnostik und Therapie dar.

Martin Sack, PD Dr. med., FA für Psychosomatische Medizin und leitender Oberarzt an der Klinik für Psychosomatische Medizin und Psychotherapie des Klinikums rechts der Isar der TU München.

Ulrich Sachsse, Prof. Dr. med., FA für Psychiatrie und Psychotherapie, FA für Psychosomatische Medizin und Psychotherapie am Asklepios Fachklinikum Göttingen.

Julia Schellong, Dr. med., Stv. Klinikdirektorin, OÄ Psychotraumatologie, FÄ für Psychosomatik sowie für Psychiatrie und Psychotherapie am Universitätsklinikum Carl Gustav Carus der Technischen Universität Dresden.

Beate Steiner
Beziehungstraumatisierungen aus der Kindheit mit Imaginationen behandeln

ca. 260 Seiten, gebunden
ca. € 45,– (D). ISBN 978-3-608-40061-8
Erscheint am 19. März 2022

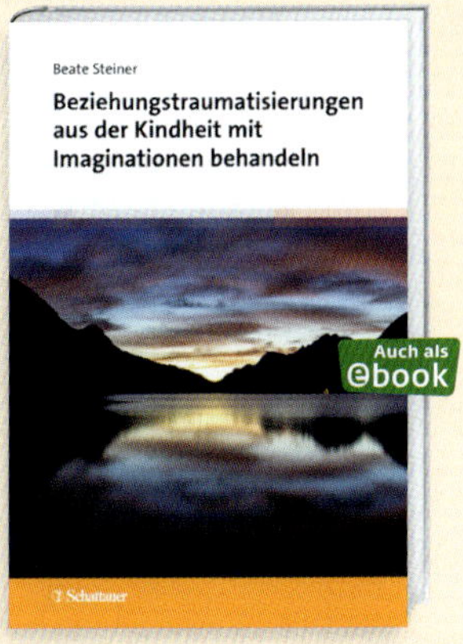

Verletzten inneren Kindern einfühlsam begegnen

Als TraumatherapeutIn wissen Sie: PatientInnen, die bereits im Säuglings- und Kleinkindalter, aber auch im Kindesalter, Missachtung, Kälte, Ablehnung oder Gewalt ausgesetzt waren, sind besonders schwer traumatisiert. Denn da, wo die Seelennahrung von Bindung und Resonanz nur unzureichend gegeben ist, entstehen tote Zonen im Selbst. Die PatientInnen leiden ihr Leben lang unter ihren traumatisierenden, oft nicht erinnerbaren Erfahrungen.

Die Katathym Imaginative Psychotraumatherapie (KIPT) wurde bereits 2006 von Steiner & Krippner als psychodynamische tiefenpsychologische, auf Imaginationen beruhende Methode der Traumabehandlung in einem Lehrbuch beschrieben.

Beate Steiner,

Dipl.-Psych., Psychologische Psychotherapeutin, Psychoanalytikerin (DGPT), Dozentin, Lehranalytikerin und Supervisorin, Spezielle Psychotraumatologie (DeGPT), in eigener Praxis tätig, Leiterin des Instituts »Arbeitskreis für Psychotraumatologie und Katathym Imaginative Psychotraumatherapie« seit 2002.

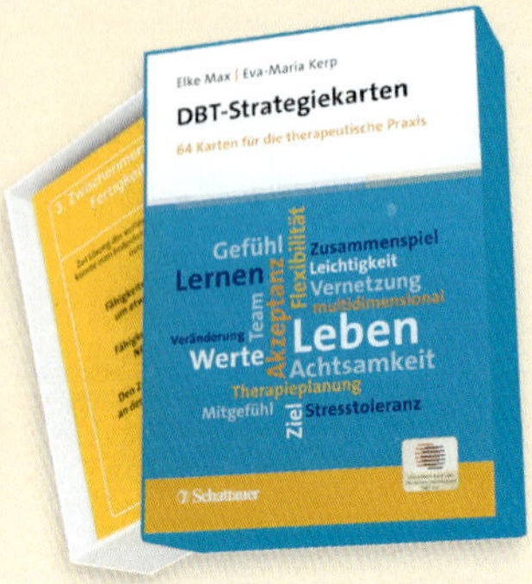

Elke Max, Eva-Maria Kerp

DBT-Strategiekarten

64 Karten für die therapeutische Praxis

ca. 64 Seiten, gebunden
Kartenset mit 64 Karten und Begleitheft
ca. € 30,– (D). ISBN 978-3-608-40087-8
Erscheint am 18. Juni 2022

Klarer Kopf und neue Inspiration für Supervision, Therapie und Fallbesprechung

In diesem Kartenset sind die wichtigsten DBT-Strategien für die Anwendung in unterschiedlichen Settings zusammengestellt. Neben den »klassischen« DBT-Skills bezieht es weitere wichtige DBT-Therapie-Instrumente ein, die die Voraussetzung für zielgenaue und differenzierte Skillsanwendung schaffen. Nur zusammen sichern sie Therapiefortschritt und den Weg zu einer besseren Lebensqualität.

Die Karten bringen Leichtigkeit und Struktur in die Auseinandersetzung mit den Strategien der DBT. Sie basieren auf den Grundlagenwerken von Martin Bohus. Voraussetzung zur Nutzung ist ein Grundstock an verhaltenstherapeutischem und DBT-Wissen.

Elke Max, Dr. med., Fachärztin für Psychiatrie und Psychotherapie, Fachärztin für Psychosomatische Medizin, systemische Supervisorin (RGST), niedergelassen in eigener Praxis für Psychotherapie und Supervision in Mönchengladbach, Trainerin und Supervisorin für DBT (DDBT).

Eva-Maria Kerp, psychologische Psychotherapeutin, DBT-Trainerin (DDBT). Niedergelassen in eigener Praxis in München und Dozentin an verschiedenen Ausbildungsinstituten. Mitorganisatorin des Borderline-Trialogs München.

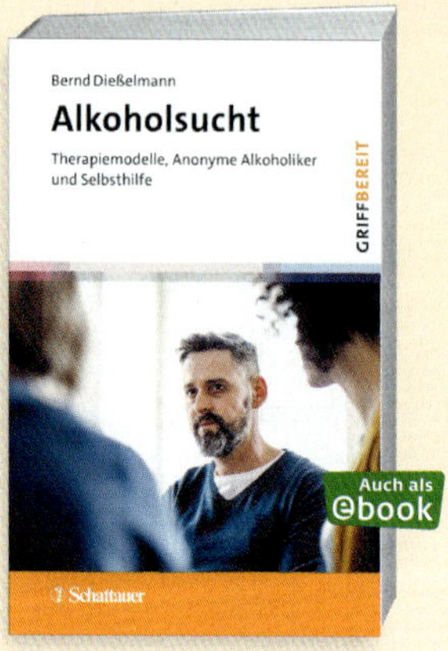

Bernd Dießelmann

Alkoholsucht

Therapiemodelle, Anonyme Alkoholiker und Selbsthilfe

Reihe *griff*bereit
ca. 304 Seiten, broschiert
ca. € 32,– (D). ISBN 978-3-608-40082-3
Erscheint am 18. Juni 2022

Der griffbereite Rundumblick über Wege aus der Sucht

Ihr Patient oder Ihre Patientin hat ein Alkoholproblem, aber Sie sind unsicher, welche Modelle der Selbsthilfe und der Suchttherapie es gibt? Ihr Gegenüber berichtet Ihnen von den Sitzungen bei den Anonymen Alkoholikern, Sie können den Schilderungen aber nicht folgen, da Sie deren Konzept nicht kennen? Sie werden gefragt, welche Einrichtungen Sie zusätzlich zur Therapie empfehlen können, Sie kennen die Angebote aber nur vom Hörensagen? Dann bietet Ihnen dieses Buch eine vollständige Übersicht und mehr noch: Sie verstehen, wie wichtig die Rolle der Selbsthilfe ist und warum sie wirkt. Sowohl im (teil-)stationären als auch im ambulanten Setting fehlt in der Suchttherapie/-beratung meist der Rundumblick. Dießelmann zeigt die möglichen Behandlungswege auf, in die Sie Ihren Patienten oder Ihre Patientin leiten können.

Bernd Dießelmann,

Dipl.-Soz.-Arb., Weiterbildung in Päd. Psychotherapie, Psychotherapie (HPG), 10 Jahre Erfahrung in der Ambulanten Rehabilitation in einer Fachambulanz für Suchtkranke, 20 Jahre Therapeutischer Leiter der Fachklinik für Rehabilitation Suchtkranker »Die Fähre« in Essen, Entwicklung therapievorbereitender Projekte und Nachsorgekonzepte, freiberufliche Tätigkeit für Supervision, Moderation und Beratung, ehrenamtliche Tätigkeit in verschiedenen Selbsthilfeprojekten und seit ca. 10 Jahren als nicht Alkoholabhängiger in beratender Funktion in verschieden Diensten der Anonymen Alkoholiker.

Jens Winkler
Suchttherapie inside
Erfahrungswissen für junge Therapeutinnen und Therapeuten

Reihe *griff*bereit
ca. 144 Seiten, broschiert
ca. € 28,– (D). ISBN 978-3-608-40085-4
Erscheint am 19. März 2022

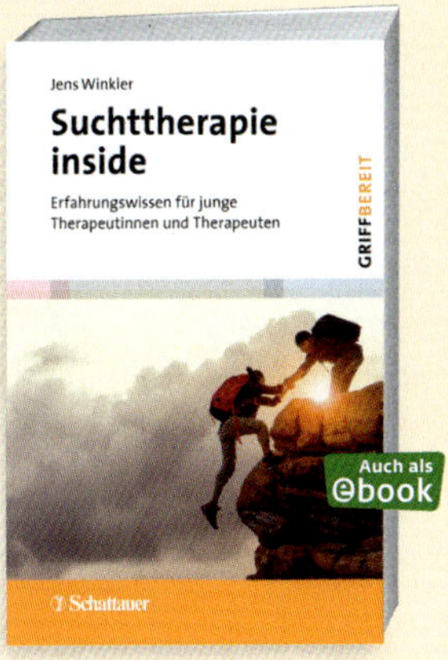

Wissen, das angehenden SuchttherapeutInnen wirklich hilft

Die Arbeit in der Suchttherapie ist anspruchsvoll. Sie bietet einige Besonderheiten, Herausforderungen und Fallstricke besonders für angehende TherapeutInnen in diesem Bereich. Der Psychotherapeut Jens Winkler beschreibt in diesem Buch genau das, was er gerne zu Beginn seiner Laufbahn gelesen hätte – aber nicht gefunden hat.

Nah am therapeutischen Alltag und den emotionalen Herausforderungen gibt dieses Buch eine griffbereite Orientierung, was Sie wissen sollten, wenn Sie mit Suchterkrankten arbeiten bzw. arbeiten wollen. Hierbei scheut sich der Autor nicht, klare Positionen zu beziehen und mit Ihnen seine Gefühle zu teilen. Ziel ist es, Vorurteile abzubauen, Berührungsängste zu lindern, schwierige Situationen und Gefühle einordnen zu können und die Kompetenz und Freude bei der Arbeit zu vergrößern.

Jens Winkler,

Psychologischer Psychotherapeut, Psychologe (M. Sc.), psychotherapeutische Arbeit im Einzel- und Gruppensetting in diversen Kliniken, zuletzt in der »führenden« Klinik für Alkohol- und Medikamentenabhängigkeit in der Schweiz (sowohl auf der Entzugs- als auch auf der Entwöhnungsabteilung) und ambulante Tätigkeit. Dozententätigkeit in der Universität (Methodenschwerpunkt), der Erwachsenenbildung (Psychologie und Gesprächsführung) und im Jung-Institut in Zürich.

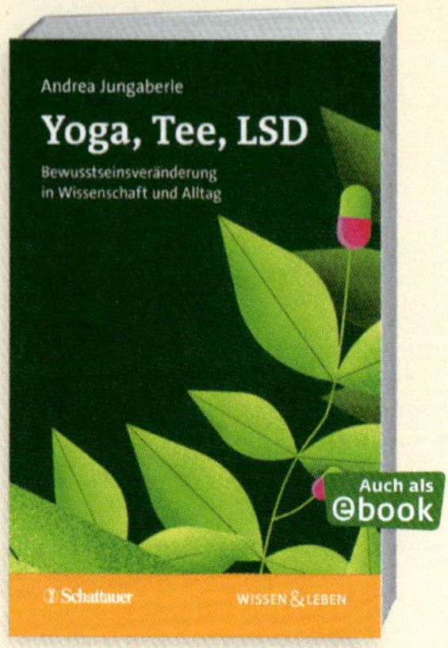

Andrea Jungaberle
Yoga, Tee, LSD
Bewusstseinsveränderung in Wissenschaft und Alltag

Reihe Wissen & Leben
Herausgegeben von Wulf Bertram
ca. 328 Seiten, broschiert
ca. € 20,– (D). ISBN 978-3-608-40139-4
Erscheint am 13. April 2022

Open Your Mind – mit und ohne Chemie!

Zauberpilze gegen Depressionen, Ecstasy für Trauma-PatientInnen: Neben den bekannten Gefahren bergen psychedelische Substanzen auch therapeutisches Potenzial. Die Fachärztin für Anästhesie und Notfallmedizin Jungaberle forscht seit Jahren intensiv im Bereich der Bewusstseinserweiterung. In diesem Buch lädt sie dazu ein, das heiß diskutierte Thema von einem aufgeklärten Standpunkt aus zu betrachten. Denn wer sich auf psychedelische Erfahrungen einlässt, erlebt seine Innenwelt als wandelbarer und wird aufgeschlossener für die Gedanken- und Lebenswelt anderer. Man muss keine Substanzen einnehmen, um hilfreiche veränderte Bewusstseinszustände zu erleben, und im Grunde manipulieren wir alle ständig unseren mentalen Zustand. Dieses Buch ist eine Horizonterweiterung für alle, die das Tor zum Garten ihres Bewusstseins aufstoßen möchten!

Andrea Jungaberle,

Dr. med., Anästhesistin und Notärztin in Berlin. Sie forscht seit Jahren intensiv zum Thema Bewusstseinserweiterung – mit und ohne Chemie. Sie ist Gründerin der MIND Foundation, eine europäische, gemeinnützige Wissenschafts- und Bildungsorganisation, die psychedelische Forschung und Therapie fördert.

Giovanni A. Fava
Nicht krank ist nicht gesund genug
Anleitung zum Wohlbefinden

Reihe Wissen & Leben
Mit einer Einführung von Wulf Bertram
120 Seiten, broschiert
€ 18,– (D). ISBN 978-3-608-40142-4

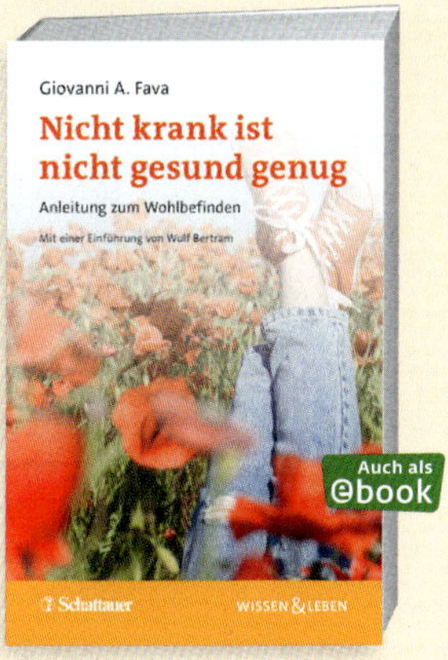

Geschichten vom Ankommen in einer gelasseneren Welt

Giovanni Fava, einer der renommiertesten und unkonventionellsten Psychiater unserer Zeit und Begründer der »Well Being Therapie« (WBT), gibt sich nicht damit zufrieden, Symptome abzuschaffen und »Normalzustände« wiederherzustellen. Psychische Störungen sind für ihn eine Gelegenheit, auf einen Zustand abzuzielen, den die Griechen Euthymie nannten: ein inneres Gleichgewicht in Verbindung mit einer ausgeglichenen Stimmungslage.

Und da Fava für sein Leben gern Geschichten erzählt, finden Sie in diesem Buch keine theoretischen Diskurse und akademischen Reflektionen, sondern lebendige Fälle aus seiner Sprechstunde. Dort handelt er mit seinen PatientInnen die Wege aus, die sie in Richtung eines stabileren, ausgeglicheneren Lebens leiten sollen.

Giovanni A. Fava

Prof. Dr. med., Psychiater und Psychotherapeut von internationaler Bekanntheit, ist der Entwickler der WBT und Professor an der Universià di Bologna. Herausgeber einer der meist zitierten Zeitschriften im Bereich Psychotherapie und Psychosomatik.

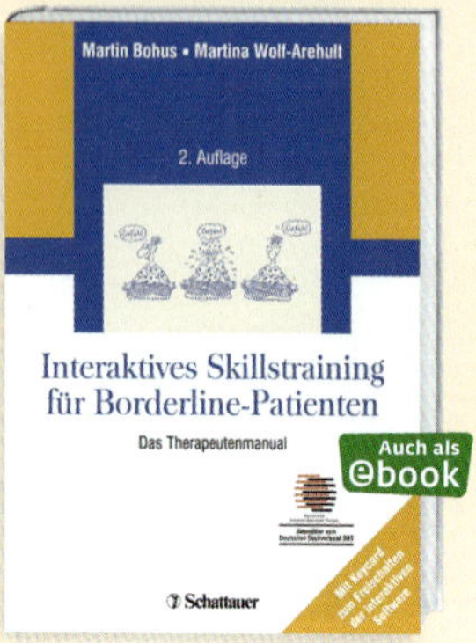

Wolf-Arehult, Bohus

Interaktives Skillstraining für Borderline-Patienten

Das Therapeutenmanual

Inklusive Keycard zur Programmfreischaltung – Akkreditiert vom Deutschen Dachverband DBT
3. Nachdruck 2021 der 2. Aufl. 2017
409 Seiten, gebunden
€ 72,– (D). ISBN 978-3-608-42827-8

Ideales Werkzeug im Bereich der DBT

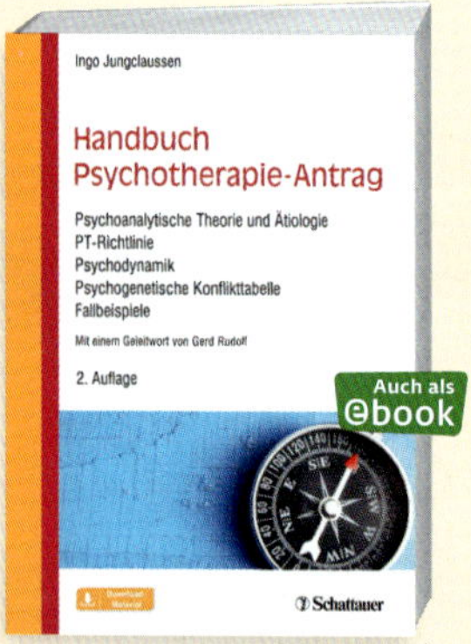

Ingo Jungclaussen

Handbuch Psychotherapie-Antrag

Psychoanalytische Theorie und Ätiologie – PT-Richtlinie – Psychodynamik – Psychogenetische Konflikttabelle – Fallbeispiele

Mit einem Geleitwort von Gerd Rudolf
2. Nachdruck 2021 der 2., aktualisierte und erweiterte Auflage 2018
562 Seiten, broschiert
€ 70,– (D). ISBN 978-3-608-43073-8

Ihr Kompass durch den Theorie- und Antragsdschungel – erweitert und neu aufgelegt!

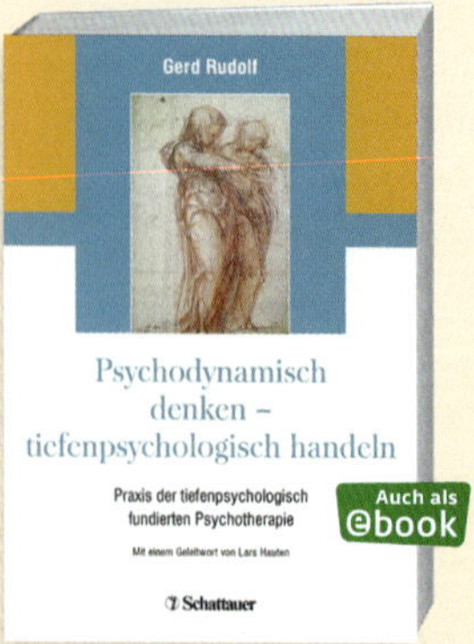

Gerd Rudolf

Psychodynamisch denken – tiefenpsychologisch handeln

Praxis der tiefenpsychologisch fundierten Psychotherapie

Mit einem Geleitwort von Lars Hauten
3. Nachdruck 2020 der 1. Auflage 2019
141 Seiten, broschiert
€ 25,– (D). ISBN 978-3-608-40015-1

Der »neue Rudolf« – ein kurzgefasster Leitfaden für »Meisterschülerinnen und -schüler«

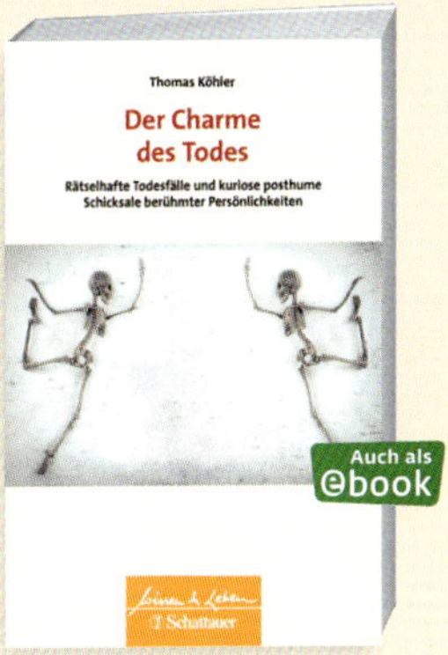

Thomas Köhler

Der Charme des Todes

Rätselhafte Todesfälle und kuriose posthume Schicksale berühmter Persönlichkeiten

Reihe Wissen & Leben
Herausgegeben von Wulf Bertram
2021. 172 Seiten, broschiert
€ 18,– (D). ISBN 978-3-608-40054-0

Berühmt-berüchtigt:
Von Schillers verschollenem Schädel, dem dramatischen Ertrinken Ludwigs II. – und vieles mehr!

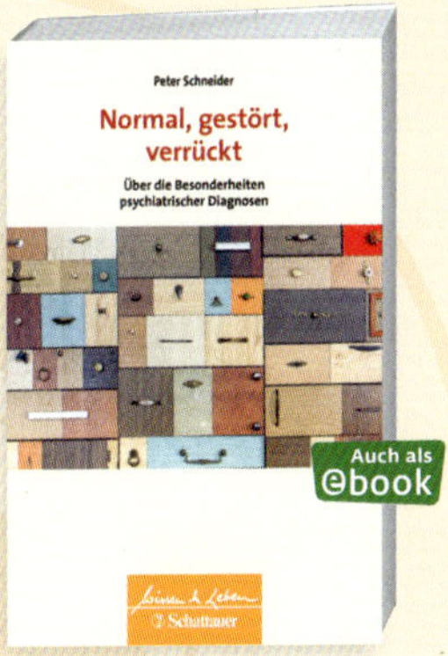

Peter Schneider

Normal, gestört, verrückt

Über die Besonderheiten psychiatrischer Diagnosen

Reihe Wissen & Leben
Herausgegeben von Wulf Bertram
1. Nachdruck 2021 der 1. Auflage 2020
192 Seiten, broschiert
€ 20,– (D). ISBN 978-3-608-40031-1

Psychiatrische Diagnosen verstehen

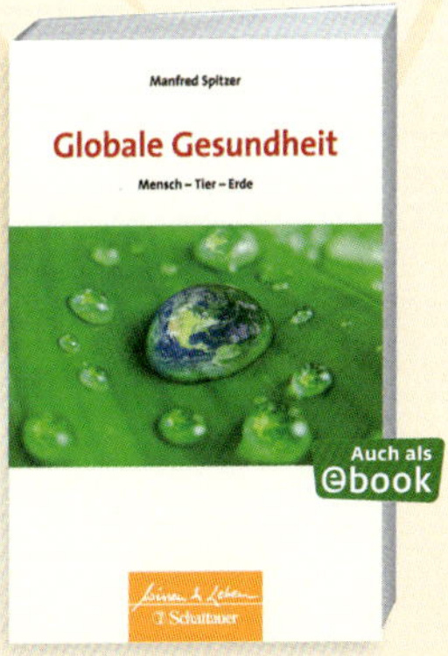

Manfred Spitzer

Globale Gesundheit

Mensch – Tier – Erde

Reihe Wissen & Leben
Herausgegeben von Wulf Bertram
2021. 288 Seiten, broschiert
€ 20,– (D). ISBN 978-3-608-40073-1

»Bleiben Sie gesund!« – und unser Planet am besten gleich mit …

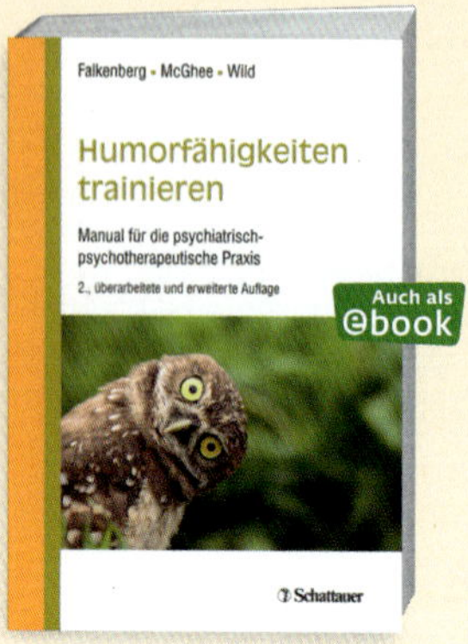

Falkenberg, McGhee, Wild

Humorfähigkeiten trainieren

Manual für die psychiatrisch-psychotherapeutische Praxis

2., überarbeitete und erweiterte Auflage 2021
120 Seiten, broschiert
€ 35,– (D). ISBN 978-3-608-40065-6

Humor in der Therapie wirksam einsetzen

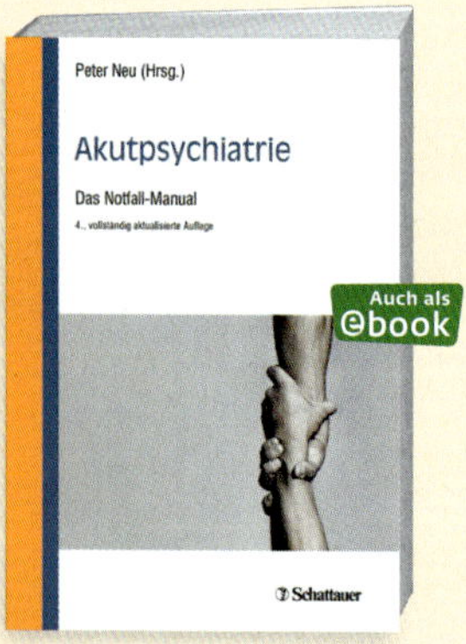

Peter Neu (Hrsg.)

Akutpsychiatrie

Das Notfall-Manual

4., vollständig aktualisierte Auflage 2021
274 Seiten, broschiert
€ 48,– (D). ISBN 978-3-608-40076-2

Psychiatrische Notfälle – Wie reagiere ich richtig?

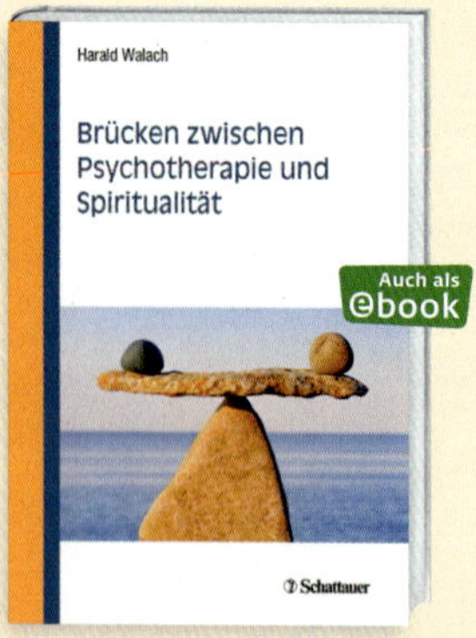

Harald Walach

Brücken zwischen Psychotherapie und Spiritualität

2021. 396 Seiten, gebunden
€ 45,– (D). ISBN 978-3-608-40056-4

Spiritualität als Ressource für uns Menschen

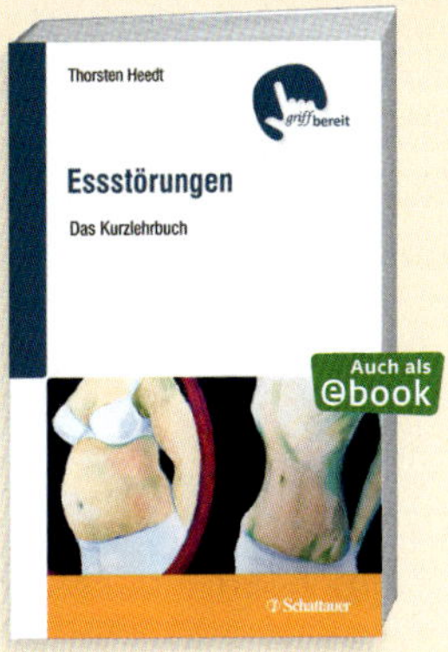

Thorsten Heedt
Essstörungen
Das Kurzlehrbuch

Reihe *griff*bereit
2021. 368 Seiten, broschiert
€ 38,– (D). ISBN 978-3-608-40043-4

Das kompakte Praxisbuch für die Behandlung von Anorexie, Bulimie, Binge-Eating-Disorder und Co.

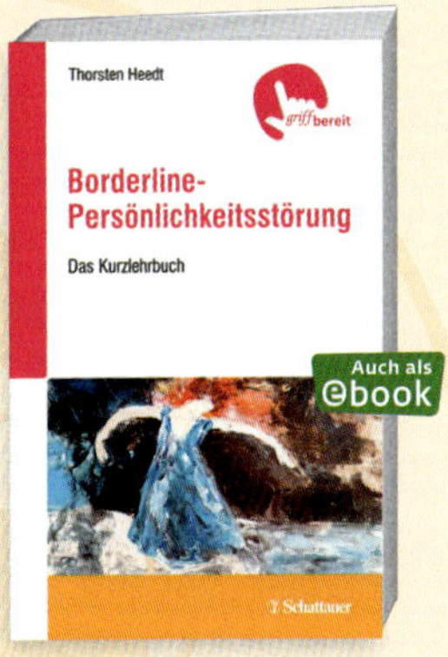

Thorsten Heedt
Borderline-Persönlichkeitsstörung
Das Kurzlehrbuch

Reihe *griff*bereit
2019. 294 Seiten, broschiert
€ 28,– (D). ISBN 978-3-608-40009-0

Das Borderline-Lehrbuch für die Kitteltasche

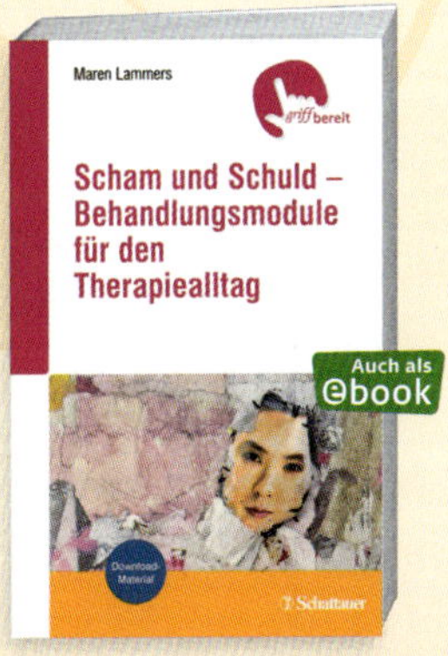

Maren Lammers
Scham und Schuld – Behandlungsmodule für den Therapiealltag

Reihe *griff*bereit
1. Nachdruck 2022. 214 Seiten, broschiert
€ 32,– (D). ISBN 978-3-608-40011-3

Kompakte Orientierung und konkrete Interventionen

Schnelleinstieg

Inhalt

Vorwort

Liebe Leserin, lieber Leser!

Mein Ziel ist, Ihnen als Betroffenen, als Angehörigen, als Helfer, nicht zuletzt all denen, mit denen ich zusammenarbeite und meine Erfahrungen sammeln konnte, meine wichtigsten Erkenntnisse aus den vergangenen zehn Jahren zur Messieproblematik zu vermitteln. Zu diesen gehört, dass die Not der Betroffenen weit über die durch die chaotischen Sammlungen schrecklichen Wohnverhältnisse hinausgeht. Dazu gehört auch, dass viele Betroffene dringend auf fachliche Hilfe angewiesen sind, ohne sie aufzusuchen. Zugleich finden sie, wenn sie sich zu einer Behandlung durchgerungen haben, viel zu oft keine Psychotherapeuten, die für die schwere Störung Verständnis aufbringen. Lassen wir uns als Betroffene, als Angehörige, als Helfer und als Fachleute auf die vielschichtige Symptomatik und ihre Ursachen ein, ist dies mit Schmerzen und Trauer verbunden. Wir erfahren viel über moralische und physische Gewalt und Misshandlung in der kindlichen Entwicklung allgemein in unserer Gesellschaft. Ähnliche Erfahrungen bei uns selbst zu ahnen und zu sehen ängstigt uns. Ich ermutige Sie zu dieser Selbsterfahrung, da die schmerzlichen Einsichten eine unverzichtbare Voraussetzung sind, in der Gegenwart freier von den gelernten Ängsten aus erlittener Not zu werden. Sie können sich oder Ihre betroffenen Angehörigen, Freunde oder Klienten nur so besser verstehen. Werden wir kundiger, können wir als Betroffene die oft überwältigende Scham und unsere Schuldgefühle über unsere Lebensumstände abbauen.

Aus dem hier beschriebenen Zusammentreffen von Depression, Zwangsstörung mit Zwangscharakter, Bindungsstörung, Sucht und Gefühlsunterdrückung ergibt sich zwanglos, dass die Ratschläge zur Selbsthilfe auch für Menschen nützlich sein können, die keine kombinierte Erkrankung haben, sondern in einzelnen der aufgezählten Bereiche betroffen sind.

Da ich meine Erfahrungen mit vielen Betroffenen in Einzelbehandlungen und Gruppensitzungen in Tausenden Begegnungen gesammelt und viele Vorstellungen und Auffassungen zur Problematik gemeinsam mit ihnen entwickelt habe, da ich als Kind und Kriegskind zu viele Trennungen und erzieherische Gewalt erlitten habe, schreibe ich oft in der ersten Person und aus der Perspektive der betroffenen Depressiven und Gezwungenen im Ich und im Wir.

Wie kam ich zur Auseinandersetzung mit der Messieproblematik? Eine Leserin meines Buchs »Verlassenheitspanik und Trennungsangst« nahm 2001 Verbindung zu mir auf. Als Betroffene mit einer großen Sammlung wusste sie sehr gut, wie schwer sie sich von Gegenständen aus ihrer Sammlung trennen konnte. Sie lud mich zu einem Vortrag auf eine Messietagung ein, und ich sprach über Trennungsängste von Messies. Der Begriff Messie war mir neu. Bei der Vorbereitung des Vortrags konnte ich einige meiner Patienten in die Gruppe der Messies einordnen. So brachte ich im vierten Jahrzehnt meiner psychoanalytischen therapeutischen Arbeit umfassende Behandlungserfahrungen in die klinische Erforschung der Messies ein. Höchst aufschlussreich wurden für mich die Tagebuchnotizen der Mutter einer Klientin, welche ausführlich ihre strengen Erziehungsmaßnahmen von Anfang an dokumentiert hatte. Gewalt und Strenge bereits in der Babyerziehung hatten mir und meiner Analysandin verständlich gemacht, warum sie viele Vorhaben nicht oder nur unter großer innerer Selbstüberwindung ausführen konnte. Die Mutter, selbst in großer persönlicher Not, dokumentierte, wie wenig sie das unerwünschte Mädchen bejahte und wie wenig sie sich ihr zuwenden konnte. So trug die offensichtliche Lieblosigkeit der Mutter zu den vielfältigen depressiven Symptomen der späteren Patientin bei. Ich begriff die Überlieferung dieser Aufzeichnungen als außerordentlichen Glücksfall. Ich konnte Not und Störungen aus den ersten drei Lebensjahren viel besser verstehen. Fehlen uns Psychoanalytikern solche Belege, laufen wir Gefahr, die Folgen von nicht als Erlebnis erinnerbaren Erfahrungen mit Mangel an liebender und verständnisvoller Zuwendung und erlittener erzieherischer Gewalt falsch zu deuten. Mithilfe dieses Wissens über die Früherziehung bei meiner Patientin nahm ich an, dass Mangel und Gewalt in der Erziehung auch für die Problematik anderer Messies ursächlich sein konnten. Diese Annahme fand ich inzwischen durch fünf Babytagebücher, die Mütter späterer Messies geführt hatten, und klinisch bei allen rund 70–90 Betroffenen, mit denen ich arbeite oder arbeitete, bestätigt. Ich begriff inzwischen immer mehr, wie chaotisch, verwirrend und unablässig bedrohlich die verinnerlichten Beziehungserfahrungen in der Familie für Betroffene sind. Wie schön wäre es dagegen, wenn Messies »nur« unter äußerlicher Unordnung litten und äußerliches Aufräumen allein helfen könnte. Ich konnte die dokumentierten und teilweise erinnerten Erfahrungen von Mangel an ausreichender Zuwendung und von erzieherischer Gewalt in der kindlichen Entwicklung gut in Verbindung mit den Nöten und mit den schwerwiegenden Störungen der Erwachsenen sehen, da ich in der Fachliteratur die dafür notwendigen theoretischen Orientierungen finden konnte.

In diesem Buch stelle ich mögliche Hilfen zur Selbsthilfe vor. Ich gebe Anstöße, die manchen, die sich aus der Verbindung zu anderen Menschen zurückgezogen haben, die Wiederannäherung erleichtern. Gleichzeitig bemühe ich mich, denen, die in unglücklichen Partnerschaften als Betroffene oder mit Betroffenen leben, die unbewussten Hintergründe verständlich zu machen und sie zu ermutigen, Änderungen in ihren Beziehungen durch mehr gegenseitige Offenheit zu wagen. Ich erläutere das Leiden von Messies unter Depression und Zwang, das sind für mich überwiegend die Folgen von Mangel- und Gewalterfahrungen. Ich beschreibe die Schwierigkeiten von Betroffenen als Notbehelfe zur inneren Stabilisierung gegen wach werdende bedrohliche Gefühlszustände, skizziere dann die allgemeine kindliche Entwicklung und ihre Störungen durch Mangel und gewaltsame Strenge. Schließlich gebe ich Hinweise darauf, wie Sie sich und wir uns mit diesem Buch erst einmal selbst helfen können und gewonnene Erfahrungen in Behandlungen und Selbsthilfegruppen vertiefen können.

Lesen Sie so, dass Sie Spaß haben können, in den verschiedenen Kapiteln zu schmökern, ohne sich an die vorgegebene Reihenfolge halten zu »müssen«. Klären Sie immer wieder, ob Sie weiterlesen »wollen«. Wenn ja, dann weiter, wenn Sie aber weiter zu lesen als Muss erleben, klären Sie dieses Mussgefühl. Bleibt es, dann schlagen Sie das Buch zu. Warum? Weil wir nichts wirklich in uns aufnehmen, wenn wir uns gezwungen fühlen oder beauftragt werden. Wir entwickeln Abneigung, Ärger und Ekel und erleben uns unter Druck!

Lassen Sie sich genug Zeit mit dem Lesen und mit der Selbsteinschätzung, ob Sie depressiv, unsicher gebunden, gefühlsblind und übermäßig gezwungen sind. Verstehen Sie die Schritte, sich selbst zu helfen, wenn sie Ihnen einleuchten und Sie das wollen, als vielleicht wichtigste Chancen, mit sich und anderen ins Gespräch zu kommen. Sie lassen sich dann auf das Abenteuer ein, ihre früh erlernten und fest eingefahrenen Verhaltensmuster in Beziehungen umzulernen. Dabei verfolgen Sie das Ziel, ab jetzt und heute besser leben zu können.

Treffen Sie »Ihre« Wahl, wo im Buch Sie einsteigen wollen. Es ist an jeder Stelle möglich. Denken Sie daran, dass nur Sie selbst die vorgeschlagenen Hilfen umsetzen können. Das gilt immer, ob Sie die Hilfen hier oder in Selbsthilfegruppen oder in Therapien welcher Richtung auch immer oder durch andere Publikationen bekommen. Nehmen Sie sich viel Zeit umzulernen und üben Sie neue Verhaltensmuster nach den Kurzzusammenfassungen »Selbsthilfe lernen« regelmäßig über Monate, wenn Sie Erfolg haben wollen.

Eine vielschichtige Störung

Wir werden dem Messiesyndrom nur gerecht, wenn wir die Vielschichtigkeit der Not kennen, die heute unter dem Schlagwort und dem Logo »Messies« bekannt ist. Ich beschreibe im Folgenden detailliert, worunter Messies leiden können. Kennen wir diese bis zu sieben grundlegenden Störungsanteile, leuchtet uns ein, wie schwierig eine einfache klinische Einordnung ist! Wir verstehen, dass jeder einzelne Anteil sehr leicht oder auch schwer ausgeprägt sein kann und dass die Kombinationen der verschiedenen Anteile außerordentlich vielfältig sein können. Da wundern wir uns auch nicht mehr, dass in der Internationalen Klassifizierung der medizinischen Diagnosen eine Diagnose »Messie-Syndrom« nicht vorkommt. Mit der Vielschichtigkeit der Störung leuchten auch die Schwierigkeiten von psychotherapeutischen Behandlungen und institutionellen Hilfen ein. Wir sind nicht mehr überrascht, dass persönliche oder fachliche Helfer oft scheitern. Außerdem verstehen wir sofort, dass bei stark unsicher-abweisendem Bindungsmuster Betroffene gar kein Vertrauen haben, eine Therapie aufzusuchen, selbst bei Krebserkrankungen nicht, und die Selbstbehandlung und den sozialen Rückzug vorziehen. Nicht zuletzt weise ich darauf hin, dass meine Erfahrungen regelmäßig auf die Behandlung von Betroffenen zurückgehen, die in der Lage waren, Hilfe aufzusuchen! Die am schlimmsten Belasteten kommen nicht in psychotherapeutische Behandlungen. Sie kommen eher mit Gesundheitsämtern, Ordnungsämtern, Amtsrichtern, die über eine Betreuung entscheiden, und der Psychiatrie in Berührung.

TEIL I
Worunter Messies leiden

Depression

- ***Beschwerden im depressiven Zustand (unsere depressive Seite, unser depressiver Zustand, wir »in der Depression«)***

Wir empfinden uns überwältigend leer, müde, antriebslos, schwach, hilflos, wie ausgeliefert, sinnlos, hoffnungslos, verzweifelt, niedergeschlagen, niedergedrückt, trostlos, schließlich oft voller Schmerz. Wir können uns über nichts freuen. Abends werden wir oft lebendiger, dehnen dann den Tag bis weit in die Nacht aus, nicken vor dem Fernseher ein, im Bett schlafen wir schlecht, unsere Sorgen erdrücken uns, morgens wollen wir liegen bleiben, unausgeschlafen erdrücken uns die Aufgaben des Tages. Wir träumen erfolglos davon, endlos zu schlafen und dann erfrischt aufzuwachen. Wir empfinden uns als wertlos und lebensmüde und niemals als liebenswert. Geht es uns so schlecht, neigen wir dazu, uns noch mehr zurückzuziehen und zu verschließen. Kopf-, Rücken- und andere Schmerzen, auch Durchfälle und Heißhunger quälen uns.

- ***Aktivitäten jeder Art als Notbehelf und Schutz gegen Hilflosigkeit in der depressiven Verfassung***

Als meist unbewusste Notlösung behandeln wir uns selbst gegen unsere bedrohlichen Zustände, da wir die Hilfe anderer scheuen. Als zutiefst bedrohlich erleben wir das Wachwerden der erlittenen, in uns bleibend gespeicherten, depressiven Gefühle von Leere, Sinnlosigkeit, Hilflosigkeit und abgrundtiefer Trostlosigkeit. Mit jeder Art von Aktivität stoppen wir die mit ihnen verbundene Hilflosigkeit.

- ***Zwanghafte sportliche Aktivitäten***

Wir suchen durch Sport wie beispielsweise übertriebenes Joggen, Radfahren oder Nordic Walking Erleichterung.

Sucht als »Selbstbehandlung«

- *Süchtiges Kaufen und Sammeln*

Gegen die unerträglichen Zustände von Leere kaufen wir, ohne es eigentlich zu wollen und zu brauchen, zwanghaft grenzenlos. Wir sammeln alles und scheuen uns nicht, gleich zwei oder drei oder mehr gleiche Gegenstände für Haus und Küche einzukaufen. Wir gehen ins Internet und ersteigern uns bei Ebay angebotene Waren oder ordern bei Amazon Bücher. Ohne Ende bestellen wir über die Versandhauskataloge. Wir sind erfahrene Schnäppchenjäger und lassen keine günstige Gelegenheit aus, etwas »zu bekommen«. Manche von uns verschulden sich wegen ihrer ständigen Einkäufe. Wegen nicht bezahlter Rechnungen haben wir Gerichtsverfahren laufen. Wir geben zwei Wannen Sammelgut auf dem Recyclinghof ab und kehren mit einer mit »neuen« Stücken zurück, wir bedienen uns vom Sperrmüll, nehmen Prospekte, Werbebroschüren und Zeitungen großzügig an uns. Wir sammeln häufig Bücher, Zeitschriften, Werbung, gebrauchte Briefumschläge, Tüten und Taschen, alte Kleider, Wäsche, Kinderkleider, auch wenn die Kinder bereits aus dem Haus sind, alte Möbel, Schränke, Stühle, Kommoden, alte Telefone, Kinderspielzeug, Werkzeuge, Geschirr, Töpfe, Pfannen, einfach alles, was im Haushalt anfällt, und das ohne Ende. Wir nehmen Audiokassetten oder Videokassetten von Musik und Filmen auf und stapeln sie uferlos, wir sammeln elektronische Bücher und sprengen die Speicherkapazität unserer Computer. Fassungslos stehen wir an den Kassen der Supermärkte, weil wir den Einkaufswagen wieder vollgeladen haben trotz aller gegenteiliger Vorsätze. Wir kochen Früchte ein und stellen Marmeladen her, weit mehr, als wir oder unsere Familie brauchen. Sind uns Kühlschrank, Waschmaschine, Spülmaschine, Fotoapparate, Eimer, Besen, Putzlappen kaputtgegangen, kaufen wir neue und geben die alten nicht ab. Von unserem alten Auto trennen wir uns nicht und verstellen mit ihm den Hof unserer Eltern. Leben wir auf dem Land und haben einen eigenen Bauernhof oder leben auf dem der Familie mit, füllen wir auch Scheunen, Speicher, leer stehende Zimmer mit allem

Möglichen. Wir sammeln dann alte Autos, Landmaschinen, Motorräder, Baumaschinen endlos. Im Lauf der Zeit häufen wir auch draußen so viel Sammelgut an, dass die Haustüren nur noch schwer zugänglich sind und die Briefträger den Briefkasten nicht mehr einfach erreichen können. Unsere Gärten verwildern mehr und mehr, weil wir sie mit Bänken, Tischen, Stühlen vollgestellt haben. Wir mieten Container, wenn wir Gemeinschaftsräume im Haus wie Keller oder Dachböden mit unserer Sammlung belegt haben und sie räumen müssen. Wir stapeln Gesammeltes lose oder in Kisten bis unter die Zimmerdecke. Dabei nehmen wir Gefahr für Leib und Leben in Kauf. Manche Wohnungen sind so voll, dass wir uns nur noch in schmalen Gassen durch das Sammelgut bewegen können oder schließlich drübersteigen. Wir bauen die Waschbecken, die Badewannen, die Toilettenschüsseln in den Bädern so zu, dass wir sie nur noch schwer oder nicht mehr benutzen können. Tags nutzen wir unser Bett als Ablage, dass wir abends erst einmal eine halbe Stunde räumen, um zu schlafen.

- ***Uferlos sammeln, ohne uns von Gesammeltem zu trennen, ohne Angehäuftes wegzuwerfen, wegzubringen wegzugeben, wegzuschenken***

Wir trennen uns nicht oder nur sehr schwer vom Gesammelten. Wir verschließen die Augen, wenn die Wohnung, das Haus oder die Gärten unbewohnbar werden. Jedes einzelne Stück unserer Sammlung, so belanglos es anderen erscheinen mag, ist uns wichtig. Nur unter Schmerz geben wir es weg. Wir verbinden alles mit Sinn, wir können alles später einmal gebrauchen, denken wir. Mit unserem Kaufen und Sammeln und gleichzeitig mit unserer großen Trennungsangst lassen wir unsere Sammlung endlos wachsen. Wenn unsere verdorbenen Lebensmittel anfangen zu stinken, verschließen wir unsere Nase, statt die verdorbenen Sachen wegzuwerfen.

- ***Schuldenmachen***

Die Amtsgerichte haben offensichtlich einen Stau an Klagen gegen säumige Schuldner. Die Möglichkeiten, bargeldlos einzukaufen, verleiten viele Messies dazu, sich immer wieder von den verschiedenen

Versandfirmen oder über Ebay und andere Internetanbieter Sachen schicken zu lassen, die sie nicht mehr bezahlen können. Die Banken schränken den Dispositionskredit ein, die zusätzlichen Belastungen durch die Zinsen für den Dispo können erheblich sein. Dies wird immer wieder Anlass für Gerichte, eine Betreuung mit der Einschränkung zu verhängen, dass Betroffene nicht mehr frei über die eigenen Einkünfte verfügen können.

- *Unendliche Sammlungen – unendlich unaufgeräumt*

Wir wollen in unserer Sammlung Ordnung halten. Gerne brächten wir System hinein. Doch tun wir es nicht. Oder wir ändern uns manchmal erst, wenn wir durch eine Abmahnung oder eine Scheidung bedroht werden. Oft auch dann nicht! Uns ist unser Chaos bewusst. Lange täuschen wir uns über das Ausmaß hinweg, indem wir überzeugt sind, alles, was wir in der Sammlung finden wollen, auch finden können. Schließlich wird uns in kritischen Augenblicken bewusst, dass wir vieles unauffindbar gemacht haben. Wir bräuchten beispielsweise dringend Geld oder wichtige Dokumente und Zeugnisse, wenn wir uns um eine Stelle bewerben wollen. Oder wir wissen eben nicht mehr, in welchem Zimmer und wo genau wir ein Sparbuch liegen haben, wenn wir das Geld dringend bräuchten. Oft suchen wir dann vergeblich und erkennen, dass wir längst nicht mehr von allem wissen, wo wir es finden können.

- *Folgen für das Selbsterleben*

Wir schämen uns zutiefst, fühlen uns schuldig, halten uns für ungehorsam, weil wir süchtig und desorganisiert sind. Wir sehen den Zustand unserer Wohnung nur zu deutlich, auch wenn andere denken, wir sähen ihn nicht. Wir schließen uns in unseren teilweise schier unbewohnbaren Wohnungen ein, lassen häufig nicht einmal die eigenen erwachsenen Kinder hinein, geschweige denn Freunde oder Bekannte. Wir neigen dazu, uns für faul, disziplinlos und schlecht zu halten. Stehen Besuche von Handwerkern, Vermietern, Heizungsablesern oder von Kaminfegern bevor, geraten wir in Krisen und hektische Räumaktionen. Wird bei einer Wohnungsbegehung durch die Vermieter festgestellt, die Wohnung sei in diesem Zustand unbewohnbar, erleben wir das als schweren persönlichen und verletzenden Angriff, spüren dann unter Umständen nicht einmal Ärger, fühlen uns nur wie hilflos und gelähmt.

- ***Folgen für die Meinung anderer über uns, das Bild in der Öffentlichkeit, das Bild in den Medien***

Messies werden in der Öffentlichkeit oft so dargestellt, dass sie nur das Problem haben, uferlos zu sammeln und nicht aufzuräumen. Wir selbst und andere sind überzeugt, einfach nur disziplinlos zu sein und hätten einen unordentlichen Charakter. Auch haben Laien und Psychologen immer wieder den falschen Eindruck, wir könnten generell nicht aufräumen oder unsere Sammlung »sinnvoll« verkleinern und wir wüssten nicht, was wichtig und was unwichtig sei. Aus dieser irrigen Überzeugung heraus bieten dann gewiefte Leute für viel Geld Aufräumhilfen an. Oder die Fernsehreporter berichten wieder und wieder über Messies so, als ob mit Aufräumen und Entsorgen wirklich und bleibend geholfen wäre. Vielfach irren sich auch Sozialarbeiter und Therapeuten in diesem Punkt.

- ***Entzug des Sorgerechts für unsere Kinder; Kinder werden aus der Wohnung geholt***

Einigen von uns Betroffenen wurde das Sorgerecht für unser Kind oder die Kinder entzogen. Andere von uns leben in ständiger Angst vor Kontrollen durch das Jugendamt. Jedes Klingeln versetzt uns dann in Panik. Wir öffnen nicht, bevor wir uns nicht überzeugt haben, wer vor der Tür steht. Wir vermeiden jede Besichtigung der Wohnung von Amts wegen.

- ***Drohende Betreuung***

Eine Gruppenteilnehmerin erlitt eine Betreuung wider Willen. Die Sanitäter, die sie für ihren schwer kranken Mann gerufen hatte, hatten wegen der Ameisen in der Wohnung das Gesundheitsamt alarmiert. Auch Anzeigen von Angehörigen, von geschiedenen Partnern oder von Eltern können dazu führen, dass uns ein Betreuer von Amts wegen zur Seite gestellt wird und wir einen Teil unserer Mündigkeit verlieren. Dabei büßen wir oft unsere Selbstachtung völlig ein. Manche kämpfen verzweifelt darum, die volle Mündigkeit wiederzubekommen. Wenige fühlen sich durch eine Betreuung entlastet.

- ***Kündigungen, Zwangsräumungen, Vernichtung der Sammlung, Unterschlupf bei anderen, Obdachlosigkeit***

Einige können eine Kündigung der Wohnung nicht mehr abwenden, weil die Unzugänglichkeit und Unbewohnbarkeit der Wohnung für die Vermieter und die hygienischen Verhältnisse in der Wohnung für das Gesundheitsamt nicht mehr akzeptabel sind. Anderen wird gekündigt, weil die Statik des Hauses durch die riesige Sammlung bedroht ist. So bleibt einigen nur noch, bei Freunden Unterschlupf zu suchen, sozial abzusteigen und in einer Obdachloseneinrichtung zu wohnen. Das »Asyl« bei befreundeten Betroffenen oder anderen Freunden ist regelmäßig durch unsere Sammelsucht und Desorganisation und genauso durch unsere Schwierigkeit belastet, die Grenzen anderer zu erkennen und zu respektieren. Außerdem passen wir uns sehr schwer an den Lebensstil anderer an, weil wir jede Bitte, z. B. die nach Einhalten der Nachtruhe, wie eine unerträgliche Bevormundung erleben und uns verweigern.

- ***Übergewicht und soziale Isolierung***

Wir stopfen uns heimlich mit Süßigkeiten und mit Essen voll. Selbst wenn wir übergewichtig sind und jeder uns unsere Esserei ansieht, täuschen wir uns mit der Illusion, unseren Essensrausch verbergen zu können. Wir ziehen uns außerdem aus dem Alltag zurück und vermeiden oft, auf die Straße zu gehen. Manchmal verlassen wir nur am späten Abend und nach Möglichkeit in der Dunkelheit unsere Wohnung, um einzukaufen. Wir verbringen oft unsere Tage oder unsere Wochenenden, wenn wir arbeiten, hinter herabgelassenen Rollläden, im Bett und vor dem Fernseher.

- *Bulimie*

Als Notlösung gegen die sozialen Folgen, wenn wir uns selbst in unserem Heißhunger vollstopfen und wir aus allen Nähten platzen, stecken wir uns nach dem »Fressen« den Finger in den Hals und erbrechen. Damit gelingt uns, vor Dritten unsere Not, uns so bedrohlich leer zu fühlen, dass wir uns vollstopfen, zu verbergen. Wir entgehen so der Scham wegen unserer »Fresserei«. Innerlich fühlen wir uns schuldig und fürchten, entdeckt zu werden.

- *Andere Süchte*

Wir arbeiten ohne Ende und betreiben viele Projekte gleichzeitig, wir sehen pausenlos fern, spielen endlos am Computer, wir schneiden unablässig Konzerte oder Hörfunksendungen auf Audio- und Videobändern mit und telefonieren in Kette, wir fotografieren elektronisch und sammeln Fotos bis an die Grenzen der Speichermedien. So vermeiden wir, innezuhalten und uns leer, unausgefüllt und sinnlos zu fühlen und unser Elend bewusst zu erkennen. Wir flüchten unaufhörlich vor uns selbst und unseren sonst bewusst erlebten depressiven Zuständen.

- *Selbstbehandlung mit Medikamenten, Alkohol und Drogen*

Als eine zusätzliche »Selbstbehandlungsmaßnahme« nehmen wir immer wieder Beruhigungs- und Schmerztabletten, Alkohol oder Drogen. Wir betäuben so unsere unerträgliche Scham, unsere Schuldgefühle, unsere unerträgliche Hilflosigkeit und unseren rasenden Schmerz.

Unsicher-abweisendes Bindungsmuster

- *Gegenüber anderen allgemein*

Viele von uns leben allein, sind menschenscheu, oder, modern gesagt, wir haben eine »soziale Phobie«. Uns ängstigt oft, aus dem Haus zu gehen, an Einladungen teilzunehmen und anderen zu begegnen und uns überhaupt näher einzulassen. Wir vertrauen anderen nur schwer.

Wir rücken von der Gemeinschaft mit anderen ab und vermeiden Begegnungen, ja wir fürchten, mit anderen zusammen zu sein. Wir erwarten keinen Trost durch andere, wir rechnen damit, in Angst und im Schmerz nicht getröstet zu werden, wir erwarten keine Hilfe, selbst wenn wir darum bitten. In Gemeinschaften und Gruppen fühlen wir uns weniger im Wir-Gefühl als im Ich. Wir vermeiden, anderen in die Augen zu sehen, wenn wir sie ansprechen. Wir wagen oft nicht mehr als einen kurzen scheuen Blick zum Gegenüber, auch wenn wir hoch konzentriert miteinander sprechen. Wir blicken oft zum Fenster, an die Zimmerdecke oder über die Köpfe der anderen Teilnehmer in der Gruppe hinweg!

Im Miteinander enttäuschen wir nicht selten die Erwartungen anderer, wir bekommen lieber als zu geben, wir geizen mit Anerkennung und bekommen lieber Briefe und Mails, als selbst zu schreiben. Wir bleiben häufig verschlossen; reden wir, dann bleiben wir häufig sehr allgemein, nichtssagend und unverbindlich. Oder wir halten zu vielen Leuten oberflächliche Verbindungen, schreiben viele SMS, telefonieren, treten an vielen Orten auf und tarnen so unsere innerliche Verschlossenheit, auch vor uns selbst. Einige von uns gehen auf in zwanghafter Hilfe für andere und vernachlässigen sich dabei. Im Betrieb beschränken wir uns häufig auf den beruflich notwendigen Austausch und bleiben förmlich. In Freundschaften sperren wir uns, offener zu werden, und gelten als wortkarg. Teilweise versuchen wir privat oder in der Öffentlichkeit, andere zu belehren, sich so oder so richtig zu verhalten, und ernten oft Streit, den wir heftig vertiefen können.

- *Als Singles*

Manche von uns vermeiden jede Annäherung an Partnerinnen oder Partner überhaupt. Teilweise haben wir keine sexuellen Erfahrungen mit anderen. Enge Verbindungen zu den Eltern bewahren wir, bisweilen verlassen wir das Elternhaus nicht oder kehren dorthin zurück. Nicht selten leben wir nach Scheidungen dauerhaft allein. Einige der Ehepartner ertrugen unser Chaos in der Wohnung oder in unseren sozialen Beziehungen allgemein nicht.

- *In Ehen und Partnerschaften und mit Kindern*

In unseren Paarbeziehungen sind wir jederzeit bei Trennungen verschiedenster Art von Verlassenheitspanik bedroht und haben riesige Angst, uns von Angehörigen, und sei es auch nur für die Dauer einer Reise, oder von Gesammeltem zu trennen. Dem wirken wir entgegen, indem wir uns beispielsweise fest und möglichst unauflösbar an andere binden. Will der Partner allein weggehen oder allein verreisen, geraten wir in die Krise und kämpfen darum, dies zu verhindern. Oder wir schützen uns gegen Verlassenheitskrisen, indem wir uns nicht mehr herzlich auf den anderen einlassen und auch in der Ehe innerlich verschlossen bleiben. Manches Mal wechseln wir zwischen Zuständen der Anhänglichkeit und Abweisung. Eine andere Möglichkeit, unsere Verlassenheitskrisen zu vermeiden, finden wir, indem wir gleichzeitig unsere soziale Partnerschaft aufrechterhalten und feste oder wechselnde sexuelle Außenbeziehungen unterhalten. Wir vermeiden so, bei Trennungen allein zu sein, und vermeiden gleichzeitig in den bestehenden Beziehungen zu große Nähe. Im Kampf um die Durchsetzung unserer eigenen Prinzipien, mit dem anderen zu leben, widersprechen wir Anregungen, Vorschlägen und Aussagen der Partnerin und handeln den Absichten des Partners zuwider.

Weil wir in Partnerschaften oft zwanghaft zuwiderhandeln, streiten wir häufig darüber, wer wen bevormundet, wer illoyal nicht handelt, die versprochenen Aufgaben unerledigt lässt, die vereinbarte Zeit nicht einhält und warten lässt oder Anrufe nicht mitteilt, die er auszurichten versprochen hatte. Wir widersprechen regelmäßig, wenn der Partner oder andere Vorschläge machen, zögern aber selbst, Entscheidungen zu treffen, beispielsweise bei der Wahl unserer Speise aus einer Speisekarte oder wohin wir spazieren gehen. Da wir uns auch sehr schnell gezwungen fühlen, sexuell zu sein, leben wir häufig in lang dauernden sozialen Bindungen und lieben nicht mehr sexuell. Uns gelingt, eine Beziehung aufrechtzuerhalten und zugleich Distanz zu wahren. Wir schlagen im Streit zu, moralisch oder physisch, und reagieren so Ärger ab. Wenn wir im Gegenzug geschlagen werden, büßen wir und ersparen uns so, uns schuldig zu fühlen. Sind wir attraktiv, gehen wir immer wieder neue Beziehungen ein, wagen außerhalb unserer Wohnung vielleicht auch intime Begegnungen, jedoch halten wir die Freunde oder Freundinnen entschieden von unserer Wohnung fern.

Perfektionistisch, wie wir oft sind, versuchen wir, dem Partner die eigenen Maßstäbe aufzuzwingen, und streiten, wenn dieser unsere Erwartungen nicht erfüllt und nicht ordentlich oder sauber genug ist. Wir bleiben dabei wie unberührt, dass wir gleichzeitig die Wohnung oder unser Zimmer voller Sammelgut haben und wir gar nicht richtig säubern können.

In unserem Heißhunger werden wir schnell argwöhnisch, ob unser Partner nicht zu viel vom Kuchen oder Fleisch bekommen hat. Wir bewahren misstrauisch unser Geld heimlich auf und werfen schnell vor, vom anderen übervorteilt worden zu sein. Wir verletzen oft die Grenzen der Partner und dringen in ihre Bereiche ein, ohne das zu bemerken. Auf der anderen Seite werden wir nicht ärgerlich, wenn unsere eigenen Grenzen verletzt werden. Dann fehlt uns der natürliche Ansporn aus Schmerz und Ärger heraus, uns selbst abzugrenzen und zu schützen. Wir neigen dazu, unsere Kinder zu beherrschen, zu bevormunden und streng zu erziehen. Auch schwächere Erwachsene unterwerfen wir gerne, beispielsweise am Arbeitsplatz.

Oft versuchen wir unbewusst, Organisation und Organisationsarbeiten an andere zu übertragen. Das heißt, unsere Partnerin übernimmt an unserer Stelle z. B. den Schriftwechsel mit Ämtern und Institutionen, das Geldverdienen, das Aufräumen oder das Autofahren.

Gefühlsblindheit

- *Verlegenes Lachen statt zu weinen*

Viele von uns haben gelernt, statt zu weinen verlegen zu lachen. Ich habe fließende Übergänge erlebt von verlegenem zum spöttischen, ja sarkastischen oder höhnisch klingenden Lachen, um Schmerzen abzuwehren. Mit dieser Notlösung erleichtern wir uns, unseren Schmerz zu übergehen und uns innerlich gegen die Angst zusammenzubrechen, zu stabilisieren. Zugleich verwirren wir unser Gegenüber, der das fühlt, fühlt, wie unpassend unser stummes oder lautes Lachen ist. So schwächen wir die Beziehung zum anderen, der durch unser Lachen abgehalten wird, uns in unserem Schmerz zu respektieren, uns zu trösten oder beizustehen.

- *Kein Trauerschmerz – Schmerz nur in Organen. Wehrlosigkeit und Unterwerfung*

Sind wir charakterlich verschlossen und haben in unserer kindlichen Not gelernt zu überleben, ohne unseren Schmerz wahrzunehmen, wenn wir durch die Eltern verletzt und enttäuscht werden, verlassen sind oder vergeblich nach Liebe hungern, weinen wir oft überhaupt nicht. Wir stoppen unsere Tränensekretion, bis unsere Augen trocken zu werden drohen und der Augenarzt uns Augentropfen als »künstliche Tränen« verschreibt. Stattdessen schmerzt uns irgendein Organ oder ein System wie der Bewegungsapparat oder ein Teil von uns wie Kopf, Herz oder Rücken. Andere können vor uns Hinweise auf unseren unterdrückten Schmerz erkennen. Beispielsweise, dass wir uns, sprechen wir über schmerzliche Erlebnisse, auch ohne Tränen die Augen reiben, weil sie uns »jucken«, oder dass wir tief Luft holen müssen, ohne zu weinen, oder seufzen oder unsere Miene schmerzlich verziehen. Uns bleibt dabei bewusst unser Schmerz aus Verletzungen in unseren Beziehungen verborgen. Ohne bewussten Schmerz bei Verletzungen, seien sie nun physisch oder seelisch, werden wir auch keinen Ärger gegenüber einem Angreifer entwickeln und uns nicht wehren. Wir greifen dann darauf zurück, uns zu unterwerfen und uns dem anderen auszuliefern. Wir sind dadurch in unserem sozialen Können erheblich eingeschränkt.

- *Ohne Mitschmerz*

Wenn wir als Kind oder unter Gewalt als Erwachsene in Krieg, Bürgerkrieg und Sklaverei lernen, Schmerz zu unterdrücken, können wir nicht wissen, dass ohne Erleben von Schmerz und Tränen unsere Beziehungen leerer werden. Wir finden nicht nur keinen Trost durch Mitfühlende, sondern können oft selbst nicht mehr mitfühlen. Erleben wir unseren eigenen Schmerz oder den anderer nicht mehr bewusst, reagieren wir statt mitfühlend und einfühlsam wie erstarrt, unbewegt oder gleichgültig. Ein wesentlicher Teil mitmenschlichen Könnens oder der sozialen Kompetenz fehlt uns genauso wie ein Teil mitmenschlicher Lebendigkeit und Liebe. Unsere Befürchtung, dass uns nicht geholfen wird, ist ursprünglich unglücklichen, strengen, gewalttätigen oder teilnahmslosen und depressiven Eltern gegenüber angebracht und eine Notlösung. Wir gehen davon aus, nicht getröstet zu werden, nicht anerkannt, geachtet oder geliebt zu werden. Umso mehr verschließen wir uns, ziehen uns zurück und lassen Begegnungen nur oberflächlich zu.

- *Angst, zusammenzubrechen bei starkem Schmerz*

Wir sind aus Angst, als hilfloses Kleinkind vom Schmerz überwältigt zu werden und zusammenzubrechen, schmerzblind geworden. Schmerzblind zu sein ist ein weiterer Notbehelf bei großer Entbehrung an Zuwendung und schlimmer Strenge in der frühen Kindheit. Als Erwachsene bedroht uns diese Angst vor einem Nervenzusammenbruch umso schneller, je größer ein aktueller Beziehungsschmerz ist. Wir fürchten dann zusammenzubrechen und vermeiden alles, was uns unseren Schmerz bewusst machen könnte oder uns an Erlebnisse mit überwältigendem Schmerz erinnern könnte. Stattdessen fühlen wir heftige Schmerzen in Organen und Organsystemen. Akut erleben wir z. B. einen Hexenschuss, eine Migräne oder eine Kolik und nicht den Schmerz aus einer Verletzung in der Beziehung zu Nahestehenden.

- *Ärgerblind und wehrlos*

Sehr häufig spüren wir als Messies unseren Ärger nicht und sind bei ärgerlichen Anlässen mehr oder weniger lange ärgerblind. Wir haben Schwierigkeiten, uns im Beruf durchzusetzen. Wir leiden unter Vorgesetzten, Ehepartnern oder Freunden, die uns regelmäßig ausnutzen, ohne dass wir uns ärgerlich fühlen. Wir können bei Übergriffen, übermäßiger Arbeitsbelastung oder endlos zusätzlichen

Aufgaben nicht Nein sagen. Statt ärgerlich zu sein, sind wir stark angespannt, haben Muskelschmerzen, Kopfschmerzen, ja Schuldgefühle, ohne dass wir den Zusammenhang zu den ärgerlichen Anlässen spüren. Oft fühlen wir unseren Ärger auch verspätet. Wir sind deshalb nicht fähig, uns sofort mit einem entschiedenen »so nicht« oder mit einem »mit mir nicht« abzugrenzen und zu schützen. Werden wir angegriffen, übervorteilt oder vereinnahmt, können wir nicht klar und deutlich Nein sagen und unsere Grenzen deutlich machen. Wir würgen allenfalls mühsam ein Jein heraus oder lassen uns die Attacken gefallen.

- *Kontrollverlust im Ärger bei starken Angriffen und großem Unrecht*

Meist sagen wir, die wir gelernt haben, Ärger nicht einmal zu spüren, bei Konflikten länger nichts und werden nicht ärgerlich. Sind wir ärgerblind und können unsere Wut bei starken Angriffen und großem Unrecht nicht mehr unterdrücken, werden wir unkontrolliert wütend und gewalttätig. Dann beherrscht uns unser Ärger, wir werden vor Wut blind für die Folgen unseres wütenden Handelns. Beruhigen wir uns später wieder, beschämen und beschuldigen wir uns, ausgerastet zu sein.

- *Ohne Einstimmung auf Ärger und Wut*

Spüren wir weder den eigenen noch den Ärger anderer, verfügen wir über keine angemessene Reaktionsmöglichkeit, wenn andere uns angreifen oder herabsetzen. Wir sind dann verunsichert und reden unpassend, rechtfertigen uns, statt entschieden stopp zu sagen. Das schwächt uns in unserer sozialen Kompetenz.

Zwang

- *Zwanghafte Charakterzüge – Bewusstes Leiden*

Messies sind durchdrungen vom Gefühl »zu müssen« und »zu sollen«. Angefangen vom morgendlichen Aufstehen, übers Frühstückmachen, die Kinder für die Schule fertig machen, zur Arbeit fahren, einkaufen, kochen, Tennis spielen gehen, mit dem Hund spazieren gehen – alles ist für uns ein unerträgliches Müssen und Sollen. Uns ist völlig fremd, dass wir dies alles eigentlich »wollen«.

Wenn wir uns vorgenommen haben, etwas zu machen oder zu erledigen, z. B. rechtzeitig einen Termin wahrzunehmen oder zur Behandlung zu kommen, fühlen wir uns dem »nicht gewachsen«. Wir meinen, das »nicht schaffen« zu können, eine stehende Redewendung von uns. Gelingt uns ein Vorhaben, dann sagen wir schnell, »wir haben es gerade so geschafft«, deutlich angestrengt und überbelastet. Unser »Machichnicht«, durch das wir mit unseren Vorhaben versagen und dessen Ursachen uns unbewusst bleiben, erleben wir, als ob wir von einer fremden Macht beherrscht würden und hilflos ausgeliefert wären.

Wir neigen dazu, uns stark zu schämen und uns schuldig zu fühlen, auch wenn wir das überhaupt nicht sind. Wir verbergen wo nur möglich, wo wir uns für »unordentlich« oder gar »ungezogen« halten. Deshalb lassen wir nur ungern oder nur ausnahmsweise einen Besucher in unsere Wohnung. Wir treffen uns bevorzugt außerhalb. Verspäten wir uns zu einer Verabredung, versuchen wir zu begründen, dass wir nicht dafür verantwortlich sind, und finden teils abenteuerliche Ausreden.

- ***Zuwiderhandeln ohne zu wissen warum***

Messies leiden außerordentlich unter ersichtlichen Schwierigkeiten, unabsichtlich nicht wie geplant handeln zu können. Wir unterlassen, Vorhaben oder Aufgaben auszuführen, räumen nicht auf, halten Termine nicht ein, verkleinern unsere Sammlung nicht, sparen nicht und essen gegen unseren Vorsatz mehr statt weniger. Wir wollen handeln, können es aber nicht. Versuchen wir dennoch zu handeln, erleben wir Ängste. Unsere Pläne dann tatsächlich auszuführen, kostet uns ein hohes Maß an Selbstüberwindung, weil wir ängstlich werden. Raffen wir uns zur Erledigung eines Vorhabens auf, verzetteln wir uns schnell und bleiben an Einzelheiten hängen, die wir besonders gründlich und ordentlich erledigen. Wir benötigen deshalb mehr Zeit und mehr Kraft für die Ausführung unserer Aufgaben. Häufig sind wir bei der Arbeit oder beim Lernen langsam und werden wegen unserer Langsamkeit kritisiert, oft schon als Schüler. Oder wir machen erleichtert und erstaunt die Erfahrung, dass uns die Ausführung unseres Vorhabens gut von der Hand geht, wenn wir uns nach längerem Aufschieben erst einmal darangemacht haben. Sehr häufig verschieben wir Erledigungen auf später. Im Jetzt lassen wir sie liegen und täuschen uns über unser Nichtmachen mit der guten Absicht hinweg, sie morgen auszuführen. Oft verschieben wir immer wieder, bis der äußere Druck, drohende Bußgelder oder erhebliche finanzielle Einbußen uns veranlassen, tätig zu werden. Wir sprechen dann von unserer »Aufschieberitis«! Psychologen haben fürs Aufschieben das recht kompliziert klingende Wort »Prokrastination« geprägt. Manchmal brechen wir mitten in einer Aktion wie gelähmt ab und flüchten uns in unsere Sucht, Schmerz- und Beruhigungsmittel. Viele von uns verspäten sich bei Terminen unabsichtlich und lassen andere bei Verabredungen warten. Von uns heißt es dann, wir kämen immer »zu spät«. Wir schämen uns ohne Ende und entschuldigen uns.

- *Beruflich und privat*

Viele von uns organisieren die berufliche Arbeit gut oder ausreichend gut, dann allerdings mit großer Anstrengung und unter unablässigem Druck und nicht mit Freude. Zu Hause leben wir gleichzeitig im Chaos. Bisweilen schaffen wir ein berufliches Feld, auf dem wir selbst bestimmen und Erfolge haben, wie beispielsweise als Unternehmer, Künstler oder Sportler. Einige Messies handeln dann äußerst erfolgreich wie z. B. Francis Bacon oder Andy Warhol. Beide waren offensichtlich Messies.

- *Unfreiwillig nicht zuhören, zwanghaft widersprechen*

Sprechen wir als Messies mit anderen, verhören wir uns schnell, wir verzerren so völlig ungewollt den Sinn von Gesagtem. Wir ver-

gessen unsere eigenen Erklärungen oder auch nur einzelne Worte, manchmal schon innerhalb von Minuten, so als ob wir zuhören und die Mitteilungen behalten müssten und dies verweigerten. Häufig hören wir nicht mehr zu, sind zerstreut, wichtige Gedanken, Erinnerungen, Einwände und Widersprüche fallen uns ein, ohne dass wir unsere Zerstreutheit, unser Aufmerksamkeitsdefizit in der Sekunde bewusst bemerken oder mitteilen würden. Wir verhalten uns so, als ob wir präsent bleiben »müssten« und uns dem entziehen. Unsere Geistesabwesenheit zeigen wir mit unserem Blick, so als ob wir weit weg schauten, oder wir wenden unseren Kopf ab und schauen zum Fenster oder zur Decke. Hören wir nicht mehr zu, stoppen wir unwillkürlich unsere Mitbewegungen im Gespräch. So oder mit einem verträumt klingenden »hm, hm« vermitteln wir unserem Gegenüber, wie weit wir gedanklich weg sind.
Wir widersprechen anderen zwanghaft und sind sprichwörtliche Widerspruchsgeister. Auch ohne dass unsere Widersprüche inhaltlich passend sind, antworten wir sehr oft mit »aber« oder »trotzdem«. Wir reagieren, als ob wir das Gehörte annehmen »müssten«, und suchen uns dem zu entziehen, indem wir widersprechen. So verpassen wir immer wieder, uns mit anderen zu verständigen. Wir haben große Mühe, uns festzulegen. Schnell verallgemeinern wir oder bringen unsere Zweifel ein mit »vielleicht« oder »wahrscheinlich«, selbst wenn eine Aussage unseres Gesprächspartners unzweifelhaft zutrifft. Wir vermeiden mit allen Mitteln, zu sehr schmerzlich berührt zu werden, wir streben von uns weg und halten uns in unseren Empfindungen und Gedanken bedeckt. Dadurch empfinden wir andere als stark distanziert und fühlen uns unverstanden und isoliert.

- *Perfektionismus ohne zu wissen warum*

Wir als Messies haben alle in irgendeinem Bereich von Ordnung, Sauberkeit, Sparsamkeit und Pünktlichkeit eine perfektionistische Seite, obwohl wir in anderen Bereichen unordentlich, unpünktlich, unsauber oder überhaupt nicht sparsam sind. Wir pendeln widersprüchlich zwischen perfektionistisch und chaotisch hin und her. Werden wir in unserem perfektionistischen Bemühen gehindert, beginnen wir Ängste zu spüren.

- *Zweifelsucht*

Ganz typisch ist für uns als Messies, dass wir bei unseren Entscheidungen, und wenn wir gehandelt haben, von tiefen Zweifeln geplagt werden, ob wir richtig liegen oder gut waren. Mit diesem Charakterzug zögern wir bei vielen Gelegenheiten, uns zu entscheiden. Wir verlieren Zeit und oft die Gelegenheit zu handeln. Wir zweifeln beispielsweise, ob unser Ärger, wenn wir ihn denn spüren, gerechtfertigt ist. Wir zaudern, uns abzugrenzen, und verzichten schließlich darauf. Wir vertreten unseren Standpunkt nicht genügend und nehmen dadurch Nachteile in Kauf. Sobald wir zweifeln, sind wir unsicherer und ängstlicher im Umgang mit anderen.

- *Belastende Zwänge*

Als Messies leiden wir nicht nur unter unserem unwillentlichen Machichnicht und Zuwiderhandeln, unter unserem Zweifeln, unter einer, wenn auch sehr unterschiedlichen perfektionistischen Ader, sondern oft auch unter Zwängen. Wir müssen dann bestimmte Handlungen ständig wiederholen, z.B. uns waschen, duschen, die Haare endlos spülen, Staub putzen, Flaschenverschlüsse immer wieder auf ihren richtigen Sitz überprüfen, immer wieder nach dem Herd schauen, ob der Gashahn zugedreht ist, und vieles andere mehr. Unterlassen wir, so zu handeln, werden wir von Ängsten überflutet. Entweder fürchten wir, selbst durch Schmutz oder Gas oder Wasser geschädigt zu werden, oder wir haben Angst, dass wir unsere Angehörigen oder auch Fremde schädigen könnten. Werden wir an der Ausführung unserer Zwangshandlungen gehindert, geraten wir in Panik und haben Todesängste oder fühlen uns anderen gegenüber schuldig.

- *Wie wir uns selbst erleben – Untertänigkeit und Schuldbewusstsein*

In krassem Widerspruch zu unserem Machichnicht als Messies oder zu unserem Widerspruchsgeist fühlen wir uns oft unterlegen und unterwerfen uns völlig unbewusst und spontan anderen. Wir sind bewusst überzeugt, schwach und unterlegen zu sein. Wir denken und sprechen häufig »darf ich« und »ich möchte« anstelle von »ich will«, auch wenn wir niemanden unmittelbar höflich ansprechen. Anders gesagt, obwohl wir eine freie Frau und ein freier Mann sind, denken und reden wir oft untertänig, manchmal sogar unterwürfig. Wir fragen dann unseren Therapeuten, ob wir kurz aufs Klo gehen »dürfen«. Wir entschuldigen uns, sind wir verspätet, ohne im Geringsten beschuldigt oder angegriffen zu sein. Andere von uns wagen riskante Autofahrmanöver, um auf die Minute pünktlich sein zu können. Unangemessen untertänig äußern sich nicht nur Messies in unserer Gesellschaft.

In unserer Untertänigkeit erleben wir unsere Gegenüber als überlegen, unbewusst machen wir sie zu Herren, zu Erziehern, zu Chefs, auch wenn sie das gar nicht sind. Wir erwarten, von ihnen bevormundet oder befehligt zu werden.

- *Zwanghaftes Nichtessen – Magersucht*

Meiner vorläufigen Erfahrung nach neigen manche Messies, die regelmäßig und bereits als Baby gezwungen wurden zu essen, zur Magersucht. Wir kontrollieren dann unseren Heißhunger durch zwanghaftes Nichtessen. Zu essen kann dann mit tiefem Ekel verbunden sein. Die Waage machen wir zu einem Mittelpunkt und wiegen uns oft, um uns zu kontrollieren.

TEIL II
Wie die Entwicklung des Kleinkindes gelingt

- ***Wie Entwicklung verläuft***

Nach heutigem Wissen entwickeln wir uns in enger Wechselwirkung zwischen angeborenen Anlagen und Umwelteinflüssen. Wir lernen in den ersten drei Jahren die physikalische und über unsere Familie die soziale Welt kennen und verinnerlichen unsere Erfahrungen mit beiden. Dies begründet unser Wissen von der Welt der Dinge und Geschehnisse und die Kenntnisse von den zwischenmenschlichen Beziehungen. Als Kinder werden wir so an die zeitliche und örtliche Strukturierung zahlreicher sozialer Einrichtungen, Begegnungen und Handlungen gewöhnt. Dabei werden uns die moralischen Werte und die sexuellen Normen in unserer Familie und unserem sozialen Umfeld vermittelt. So lernen wir die Grenzen kennen, mit denen wir in unserem Expansionsdrang und in unseren Bedürfnissen zugunsten anderer in der Gemeinschaft eingeschränkt werden. Wir werden mit unseren sozialen Gruppenzugehörigkeiten vertraut. Wir lernen vieles durch Vorbild und Gemeinsamkeit. Wir werden zusätzlich durch erzieherische Grenzsetzung, teils durch Unterwerfung, durch moralischen Druck und physischen Zwang an die bestehenden familiären und gesellschaftlichen Regeln angepasst.

- ***Bedeutung der Gefühle, ihre Abstimmung mit der Mutter und die Regulierung durch sie***

Zentral für das Lernen im Baby-Alter ist die Gefühlsabstimmung (Affektsynchronisierung) zwischen uns und unseren Müttern. Wir üben mit unseren Müttern unsere Gefühlsregulierung ein, indem wir uns wechselseitig im Spiel, beim Füttern und Pflegen und im einfachen Beisammensein aufeinander beziehen. Auf unsere Hilferufe bei Hunger, Müdigkeit, Schmerz, Angst, kurz immer dann, wenn wir in Stress geraten und wenn wir nach der Mutter verlangen, geht die Mutter ausreichend feinfühlig auf uns ein. Die Mutter antwortet uns und versucht durch Füttern, Wiegen, Lindern, Beruhigen, Pflegen oder Spielen unseren Zustand wieder zu bessern. Sie erschließt uns so Möglichkeiten, unsere unangenehmen Gefühlszustände zu regulieren. Freudige und angenehme Zustände verstärkt sie, indem sie sich mit uns freut, uns ermuntert, anregt und anfeuert. So begegnen wir ihr und mehr und mehr auch anderen in wechselnden Gefühlszuständen. Wir können uns wechselseitig durch unser blitzschnelles, gegenseitiges Erkennen unserer Gefühle wahrnehmen und beeinflussen. Wir nehmen die Mutter unablässig an den Augen, der Mimik, der Stimme und an den Bewegungen und Berührungen wahr. Ist die Resonanz mit der Mutter stimmig, lässt sich z. B. Stress vom Kleinklind besser bewältigen. Diese enge Verbundenheit erlaubt uns als Kinder, die Art, mit den Gefühlen umzugehen, zu verinnerlichen. Wir schaffen so eine innerliche Orientierung, um selbstständig mit aktuellen Gefühlen umzugehen. So lernen wir in vielen Situationen, die wir immer wieder wiederholen, unseren Stil der Gefühlsregulierung. Mit diesem Stil begründen wir die Art unserer Bindungsmuster. Mithilfe der emotionalen Wechselbeziehung entwickeln wir als Kinder wichtige Gehirnstrukturen, mit denen wir sehr schnell das intuitive, unbewusste, intuitiv aktivierte Verhalten in wechselnden und vielfältigen sozialen Begegnungen steuern. Mit der Reifung dieser Gehirnstrukturen erreichen wir mit neun Monaten einen kritischen Punkt, von dem an wir feste Bindungsmuster haben.

• *Verinnerlichungen als Schlüssel zum Verständnis von Störungen*

Die Entwicklungsforscher finden, dass wir als Neugeborene bereits bestimmte physische und soziale Funktionen beherrschen. Einen großen Teil unserer Fähigkeiten aber, mit anderen umzugehen, lernen wir in der andauernden Begegnung mit Mutter, Eltern, Familie und mit der sozialen Umwelt. Unsere Gefühle verwenden wir wie einen inneren Kompass, mit dem wir uns bereits als Kinder in unseren Beziehungen zu orientieren lernen. Affekte weisen die Richtung, die wir als Kind verlässlich einschlagen können, wenn wir gut im sozialen Miteinander verbleiben.

Mit der »Affektabstimmung« und der »Affektregulierung« erklären die Entwicklungsforscher, wie wir gefühlsmäßig unterschiedlich unser Erleben und Handeln steuern. Wir werden vom Vorbild und vom Umgang mit den Personen in der mütterlichen Umwelt dabei bleibend geprägt.

- *Bindung und das Verstehen anderer*

Mit unserer Affektregulierung schaffen wir die entscheidende Grundlage in uns, uns in andere Menschen hineinzuversetzen. Da wir als Kind die Fähigkeit erwerben, die Gefühlszustände der Mutter und unsere eigenen einzuschätzen und zu beeinflussen, können wir die Reaktionen anderer vorhersehen und sie gegebenenfalls beeinflussen. Ein weiterer Aspekt gelingender Bindung ist das gemeinsame Spielen. Wir lernen so als Kinder, »wirklich« und »gespielt« zu unterscheiden und Symbole als solche zu erkennen. Dies erleichtert uns, wenn wir denken lernen, weniger magisch zu denken.

- *Bindungsmuster*

Als Babys verlangen wir immer dann nach der Mutter (nach dem Vater, nach der Betreuerin), wenn wir durch äußeres oder inneres Unbehagen verunsichert sind. Mit unserem Bindungsverhalten wollen wir Sicherheit erreichen. Bindung wird so zu einer Grundlage emotionaler Erfahrung. In dem Maße, in dem unsere Bindungspersonen in der frühen mütterlichen Umwelt auf unsere Unsicherheit, die wir rufend, weinend und anklammernd zeigen, reagieren und uns aufnehmen, halten und trösten, erwarten wir, in der Bindung Sicherheit zu erfahren. Werden wir nicht aufgenommen und getröstet, verunsichert uns das; dann erwarten wir im Augenblick unseres Bindungsverlangens noch größere Verunsicherung und Angst. Dabei steigern wir entweder unsere Angstreaktionen und schreien und klammern uns an, oder wir erwarten keine Hilfe mehr und unterdrücken unser Bindungsverlangen – und damit den Ausdruck unserer Angst und unseres Schmerzes, oft auch unseres Ärgers. Werden wir regelmäßig nicht getröstet, dann verschließen wir uns und unterdrücken teilweise Angst, Schmerz und Ärger aus unserem bewussten Erleben.

Die Bindungsmuster werden untersucht, indem Kinder bis eineinhalb Jahren mehrmals im Test für je eine Minute von der Mutter getrennt werden. Dabei erleiden sie Angst, Schmerz, Hilflosigkeit und Ärger. Sie drängen nach Verbindung mit der Mutter und suchen sie, wenn sie dazu die Möglichkeit haben.

Sind sie »sicher gebundene Kinder«, können sie ihre Gefühle bei der Trennung von der Mutter äußern. Sie schreien aus Angst, sie weinen aus Trennungsschmerz, sie zeigen Ärger und bewältigen aktiv, getrennt zu sein. Sie suchen die weggegangene Mutter und denken sichtlich über ihr Verschwinden nach. Sie spielen beispielsweise, dass ihre Puppe verlassen wäre, und trösten sie. Sie freuen sich, wenn die Mutter zurückkommt, sie laufen oder krabbeln auf sie zu, berühren sie kurz und wenden sich dann erneut ihrem unterbrochenen Spiel zu, oft spielt die Mutter mit. Sie zeigen ihre Trennungsangst, ihren Trennungsschmerz, auch ihren Trennungsärger. Ihre Gefühle werden von der Mutter anerkannt, die Mutter beruhigt, tröstet und beschwichtigt sie.

Als »unsicher-ambivalent gebundene« Kinder zeigen sie bei Trennung heftigen Schmerz, große Angst und lauten Protest. Sie klammern sich an die Mutter, sind untröstlich, wenn sie weggeht, und sie beruhigen sich während ihrer Abwesenheit nicht. Kommt sie zurück, lassen sie sich auf den Arm nehmen und weinen noch längere Zeit. Sie verstärken den Ausdruck ihrer Trennungsangst, ihres Trennungsschmerzes und Trennungsärgers. Die Mütter trösten dann oder reagieren genervt. Als »unsicher-vermeidend gebundene« Kinder scheinen sie vom Weggehen der Mütter aus dem Zimmer keine Notiz zu nehmen. Sie bleiben bei ihrem Spiel, manchmal unkonzentriert, und scheinen die weggehenden und wiederkehrenden Mütter zu ignorieren. Gelegentlich zeigen sie Ärger. Dass sie die Trennung trotz fehlendem Ausdruck von Angst und mit wenig Ärger »erleiden«, das wird an den starken Bereitstellungsreaktionen in ihrem Hormonsystem mit Anstieg des Cortisols und an ihrem starken Herzklopfen deutlich. Sie überspielen und unterdrücken Angst, Ärger, Schmerz und Hilflosigkeit in der Trennung. Ihre Mütter verhalten sich nach der Rückkehr oft wie unbeteiligt, gehen nicht auf sie zu, wenn sie nicht nach ihr rufen und nicht auf sie zukrabbeln, sie nehmen einfach wie eine Fremde wieder den vorher verlassenen Platz im Spielzimmer ein. Diese Kinder reagieren schließlich regelmäßig bei Trennungen, Schmerz und Angst so und zeigen, dass sie ihr Verhalten zu Verhaltensmustern machen. Gegenüber Mutter und Vater sind unterschiedliche Bindungsmuster möglich.

- *Steuerung des eigenen Gefühlserlebens*

Im sozialen Miteinander und bei der Lösung von Aufgaben jeglicher Art orientieren wir uns mithilfe unserer Gefühle. Als Babys vermitteln uns unsere Mütter die soziale Grammatik und den persönlichen Stil, mit uns und unseren Gefühlen und mit anderen umzugehen. Wir lernen erst einmal von ihnen, ob wir offen oder verschlossen, laut oder unhörbar miteinander in Freude, Neugier, Angst, Ärger und Schmerz umgehen. Gefühle unbewusst hochzuspielen, im Mittelmaß zu erleben oder zu überspielen, wird zu einem wichtigen Verhaltensmuster uns selbst und anderen gegenüber. Diese unterschiedlichen Gefühlsregulierungen werden Charakterzüge, und wir wenden sie an bei allen mitmenschlichen Begegnungen, die uns stärker in Angst, Ärger, Schmerz, Freude oder Ekel berühren, so wie oben beschrieben bei Trennungen.

- *Der Ausdruck von Gefühlen in Gesten und Mimik*

Unser Fühlen begleiten wir immer mit ganz typischen mimischen und gestischen Bewegungen. Sie sind uns oft unbewusst. Wir verstehen sie bei anderen sofort. Weniger sichtbar, aber teilweise spürbar, sind die physiologischen Veränderungen im Bereich unseres Kreislaufs, unseres Herzschlags und der vegetativen Funktionen, überhaupt beim Wechsel in andere Gefühlszustände.

- *Die Welt kennen und bewältigen lernen*

Wir lernen als Kinder voller Wissenstrieb einen sehr großen Teil unserer Kenntnisse und Fertigkeiten auf dem Arm und in der Begegnung mit unserer Mutter und unserer Familie[1] als »engerer« Welt, später in der Begegnung mit der »weiten« Welt. Wir bringen die Anlagen zu lernen mit. Zugleich lernen wir in unablässiger Wechselbeziehung zwischen dem, was wir bei den anderen sehen und miterleben, was wir wie sie können wollen, und dem, was Mutter und mütterliche Umwelt bei uns sieht und sehen will. In der Kinderstube lernen wir die physikalische Welt der Dinge und Vorgänge und die soziale Welt der Beziehungen, des Denkens, Fühlens, Sprechens und Miteinanders und Gegeneinanders experimentierend, erfindend und nachahmend nebeneinander kennen. Wir versuchen, die eigenen und die sozialen Erwartungen, die durch die mütterliche Umwelt vermittelt werden, zu vereinbaren. Zum Pensum gehört vom Mutterleib an, die Grenzen unserer Eigenwilligkeit und unserer Selbstbehauptung zu erfahren und die Einhaltung der Grenzen zu lernen und den Erwartungen anderer gerecht zu werden. Gelingt es uns, eigene Erwartungen, Bedürfnisse und »Notdürfte«, also das, was wir dringend brauchen, mit denen der Mutter oder mütterlichen Umwelt zu vereinbaren, dann festigen wir die Muster des gelingenden sozialen Verhaltens.

- ***Selbstbehauptung und Grenzen lernen***

Wir können als Menschen existieren, weil wir mit der Familie und später mit unserer ganzen Umwelt verbunden sind und weil wir zugleich eigenständig und eigenwillig sein können mit oder gegen andere. Die Art und Weise, wie wir dies tun und tun können, bestimmt, wie wir Mitglieder in Familien und in der Gesellschaft werden. Bereits als Neugeborene und kleine Babys verfügen wir über bestimmte Möglichkeiten, selbst zu handeln. Wir greifen nach der Mutter, suchen Halt an ihr, rufen und schreien um Hilfe, oder wir spucken verfrühte Löffelfütterung aus. Damit richten wir, kaum geboren, als aktive Babys unsere Aktionen auf andere (»alloplastische Aktionen) und beginnen uns ein Stück weit selbst zu behaupten (assertive

1 Zu der heute die virtuellen Filmwelten gehören.

Motivation). Wir machen uns bemerkbar, wenn wir hungrig, satt, anhänglich oder voller Schmerz sind. So auch, wenn wir unternehmungslustig sind und Abwechslung brauchen, wenn wir uns unwohl fühlen, wenn wir geängstigt sind, wenn es zu laut, zu warm, zu kalt, zu dunkel ist, wenn wir müde werden, wenn wir Pflege brauchen. Haben wir mit unserer frühen »Selbstbehauptung« Erfolg, werden wir verstanden und wird uns unseren Bedürfnissen gemäß geholfen, entwickeln wir als Kern unseres Selbst die Erfahrung, etwas bewirken zu können. Dies führt zu einem inneren Gefühl der Sicherheit, auftauchende emotionale Krisen mithilfe anderer oder durch eigenes Verhalten meistern zu können. Mit sieben bis neun Monaten werden wir fähig, motorisch stärker zu reagieren, wenn wir ärgerlich werden. Wir beginnen auf störende Eingriffe hin zu protestieren oder, wenn wir nicht genügend gehört werden, spürbar und unüberhörbar ärgerlich zu werden. Wenn wir über die Bindungsmuster verfügen und mehr wissen und können, entwickeln wir als stetig mobiler werdendes Kleinkind eine Fülle an differenzierteren Möglichkeiten, uns symbolisch, praktisch und eigenwillig zu äußern. Die Mutter (die mütterliche Umwelt) beginnt mit der Geburt auf unsere Bedürfnisse Einfluss zu nehmen. Individuell etwas früher oder später mit geringeren oder etwas größeren Spielräumen werden unsere Bedürfnisse und Notdürfte so befriedigt, wie es der Familie innerhalb unserer Gesellschaft möglich ist. Bald werden wir den geltenden Erziehungsstilen gemäß daran gewöhnt, zu bestimmten Zeiten zu essen, sauber gemacht und gekleidet zu werden und zu schlafen. Seit der Einführung der Strampelhosen werden wir als Babys in Deutschland nicht mehr in Steckkissen gefesselt, was heute noch z. B. in Russland üblich zu sein scheint. In unserer gemäßigten Klimazone war vor Waschmaschinen und Pampers die Kontrolle der Ausscheidungen der Babys und der Kleinkinder im Erziehungsprogramm ganz wichtig. Heute toleriert man es viel länger, wenn Babys und Kleinkinder in die Windeln oder die Hosen machen. Unserer Wissbegierde und unserer Mobilität werden ebenfalls sehr ungleiche Grenzen gezogen. Manche von uns bewegen sich frei, andere sind im Laufstall oder Gitterbettchen mehr oder weniger lang eingesperrt. So werden wir als Kinder an die sozial immer gegebenen Grenzziehungen unserer Bedürfnisse gewöhnt. Je nach Erziehungsstilen und Erziehungsideologien werden die Grenzen, eigenständig und eigenwillig zu sein, enger oder weiter gezogen, wird strenger oder nicht gestraft. Die Grenzen verlaufen zwischen den Bedürfnissen der Kinder und denen der Familie. Hier entstehen die individuellen Konflikte. Die Art der sozialen Grenzziehungen ist von Gesellschaft zu Gesellschaft ebenso wie innerhalb einzelner Gesellschaften verschieden und unterliegt einem ständigen Wandel. Die Stile der Grenzziehungen prägen den Charakter von uns als Einzelnen wie den der ganzen Gesellschaft. Wichtig ist, dass ein Teil der sozial notwendigen Einschränkungen durch religiöse Bräuche und Regeln vermittelt wird und Eltern und wir als Kinder ihnen gleich oder ähnlich unterworfen sind. Die Konflikte entstehen dann nicht zwischen Eltern und Kindern, sondern zwischen der Familie insgesamt und der sozialen Gemeinschaft.

TEIL III

Ursachen für die Entwicklung zu gezwungenen, unersättlich hungrigen und sozial isolierten Menschen – Das unerwünschte und bleibend abgelehnte Kind

- *Vernachlässigt und innerlich leer*

Wenn wir nur unzureichend, mangelhaft in unserer frühen Entwicklung oder im Lauf der Kindheit und Jugend in Lebenskrisen betreut wurden, sind wir in unserer Persönlichkeitsentwicklung und in unserem Gefühlsleben mehr oder weniger schwer belastet und überbelastet. Babys, Kleinkinder, Kinder und auch junge Jugendliche verzweifeln, wenn sie ins Krankenhaus gehen müssen und nicht begleitet und besucht werden. Bis in die Siebzigerjahre gab es Kuren in Erholungsheimen für Kinder, die die Kinder sehr oft traumatisiert haben. Solche Trennungen spielen eine sehr große Rolle, wenn wir später nicht trauern können und verzweifelte, depressive Zustände in uns tragen. Die Folgen sind störende Verhaltensmuster. Wir können andere oft in ihrem Auftreten nur ungenau und ungenügend verstehen, weil wir nur eingeschränkt fühlen und mitfühlen. Wir können nur sehr begrenzt auf die Fülle von gesund entwickelten Gefühlen zurückgreifen und unsere Beziehungen mit ihrer Hilfe organisieren. Wir erleben als Kind und später als Erwachsene, wenn wir in Stress geraten, diffuse chaotische emotionale Zustände mit bedrohlichen, vielfältigen und unklar bleibenden Beschwerden. Wir fühlen uns durchgehend unsicher und leiden unter sehr wechselhaften Zuständen. Oft können wir uns auch ganz allgemein schlecht erinnern, weil wir in unserem Denkvermögen geschwächt wurden.

Im emotionalen Gedächtnis speichern wir als Baby die Gefühlszustände, wenn wir ausreichend nahe, einfühlsame, wohlwollende und freudige Betreuung entbehren. Diese Zustände identifizieren wir später mit Leere, Sinnlosigkeit, Vergeblichkeit, Schmerz, Ohnmacht, Trostlosigkeit, Sterben und Verzweiflung. Dazu gehört auch unsere häufige grundlegende Verzagtheit, wenn es darum geht zu handeln. Zu oft haben wir vergeblich versucht, etwas zu bewirken, und das als sinnlos aufgegeben. Diese Gefühlszustände rufen wir jederzeit, wenn wir Versagung, Mangel und Scheitern erleben, seien sie auch noch so klein, intuitiv wach, uns ins Bewusstsein. Wir erleben die Stärke dieser Zustände mit großer Angst so, als ob wir wieder hilflos wie als Kleinkind wären. Deshalb schützen wir uns möglichst gegen die Aktivierung und bewusste Wahrnehmung dieser Gefühlszustände. Sie sind häufig mit dem Gefühl zusammenzubrechen verbunden. Auch wenn es uns gelingt, diese Angst bewusst durch Notbehelfe zu unterdrücken, bildet sie den Kern vieler Albträume. Die Zustände des Babys, sich leer, sinnlos, wirkungslos, schmerzerfüllt, ohnmächtig, hilflos, trostlos und verzweifelt zu fühlen, bilden später den Grundstock an depressiven Gefühlszuständen, in denen wir uns wie schuldig, wie beschämt und schlecht erleben.

- *Notbehelf Rückzug und Selbstverletzung*

Bleiben wir als aktives Baby mit unseren Versuchen erfolglos, die Mutter zu erreichen, wenden wir uns ab und verändern uns resigniert selbst. Wir werden motorisch gegen uns selbst aktiv (autoplastische Aktionen). Wir rufen und greifen nicht mehr nach der Mutter und ziehen uns innerlich in unsere Fühl- und zunehmend in unsere neu gelernten Denkwelten zurück. Wir verschließen uns und lernen, unsere Gefühle von Schmerz und Angst, später auch Ärger, zu unterdrücken. Diese Fähigkeiten gehören zum innerlichen Rückzug. Mit Selbstverletzungen und stereotypen Körperbewegungen versuchen wir unsere Hilflosigkeit mithilfe unserer Aktivität aufzufangen (Hospitalismus). Als depressive Erwachsene verfügen wir mit unserem früh gelernten Können, uns innerlich zurückzuziehen und Aktionen gegen uns selbst zu richten, über typische depressive Verhaltensmuster. Wir beschuldigen, beschämen, entwerten und verletzen uns selbst. Stehende Redewendungen, mit denen wir uns selbst abwerten, sind »keine Ahnung«, »wie blöd von mir«, »ich Dussel«, »ich Idiot« u. v. a. m.

Mit Absencen, das sind einschneidende Geistesabwesenheiten, schützen wir uns gegen Überwältigung, wenn wir unerträglich ängstlich oder schmerzerfüllt sind. Wir schalten unwillkürlich innerlich die Wahrnehmung der äußerlich unerträglichen Gegenwart aus der bewussten Wahrnehmung aus.

- *Gefühlsblindheit*

Viele von uns, die wir unsicher-abweisend als Erwachsene gebunden sind, mussten als Kleinkinder oder auch als Jugendliche lernen, bestimmte Gefühle wie Schmerz, Ärger oder Angst aus dem Bewusstsein zu unterdrücken. So werden wir für diese Gefühle bewusst blind. Dennoch antworten wir von uns selbst unbemerkt mit den zum unterdrückten Gefühl passenden gestischen oder physiologischen Reaktionen wie Blutdruckanstieg bei Ärger.

- *Trostlosigkeit und Strenge*

Wir unterdrücken unsere Tränen, weil es als Kind schlimmer ist zu weinen, ohne getröstet zu werden, oder oft verlacht, verachtet oder geschlagen zu werden. Wie heißt es doch? Heulsuse, lass das Plärren sein, nerv mich nicht, ein Junge weint nicht! Waschlappen! Erspar mir das Heulkonzert!

Wir schämen uns dann, statt zu weinen. Manche von uns Erwachsenen betäuben ihre Scham und ihren Schmerz mit Alkohol oder Drogen. Oft greifen wir zur Notlösung, unseren Schmerz, den wir durch Verletzungen in Beziehungen erleiden oder an den wir erinnert werden, zu unterdrücken und bewusst nicht mehr zu fühlen. Schon als Kleinkinder lernen wir völlig unbewusst, unsere Hilflosigkeit im Schmerz zu verhindern, indem wir uns selbst beschuldigen, schlecht zu sein. Wir hoffen dann nicht mehr auf Anteilnahme, Achtung oder getröstet zu werden. Wir bleiben trostlos, verzweifelt und hoffnungslos, ohne zu wissen warum, und fühlen uns schuldig, statt Schmerz zu empfinden. Das sind entscheidende Merkmale in depressiven Zuständen.

- *Beredte Miene, beredte Gesten bei Gefühlsblinden*

Wenn wir als Notlösung gelernt haben, bestimmte Gefühle wie Schmerz, Ärger oder Angst zu unterdrücken, bemerken wir häufig nicht, wenn wir beispielsweise verlegen lachend erzählen, was wir voller Schmerz erlitten haben. Uns entgeht dann auch, wenn wir uns wie verlegen räuspern oder uns an die Augen fassen, husten müssen, mit Fingern, Händen, Armen, Beinen und Füßen zappeln, im uns nicht bewussten Ärger die Faust ballen, uns abwenden oder zerstreuen. Völlig unbewusst vermitteln wir anderen mehr über uns, als uns bewusst ist. Manchmal erleben wir dann die anderen, die voll mit uns mitfühlen, wenn wir ihnen etwa erzählen, dass wir in einer Scheidung nach langer Ehe stecken, als ob sie mehr erschüttert wären als wir selbst. Wir halten uns dann für cool.

- ***Innerlich gespalten***

Wir bilden während der ersten Monate innerlich, wenn wir gehalten, betreut, unterhalten, gepflegt und genährt werden, von Minute zu Minute Muster, wie wir erleben und handeln. Mit den Monaten ergänzen wir sie mehr und mehr um unsere Bilder und unser Denken über die Mutter, wie wir sie gut und enttäuschend oder verletzend erleben.

Immer dann, wenn uns die Mutter unseren Bedürfnissen gemäß betreut, wir also die für uns als Kinder gefühlsmäßig annehmbaren Seiten der Mutter erleben, fügen wir diese zu einem bewusst zugänglichen Bild in unserem »zentralen Ich« ein. Dieses Bild steht für die von uns »angenommene« Mutter.

Dagegen unterdrücken wir die Gefühle in den Augenblicken, in denen wir uns erfolglos nach der zärtlichen und fürsorglichen Mama sehnen oder nach ihr schreien. Was wir dazu denken und sehen, verdrängen wir Schritt für Schritt, wenn wir sprechen und denken lernen. Das gehört dann zu unserem unbewussten inneren erfolglos ersehnten Mutterbild. Entbehren wir die Mutter und sind enttäuscht von ihr, nehmen wir das nicht mehr bewusst wahr und verdrängen es sofort.

Auf dieses innere Teilbild der enttäuschenden Mutter richten wir mit einem ebenfalls verdrängten Teil-Ich unsere unerfüllte Sehnsucht, unser aktives Streben, unser Begehren, unser Verlangen, unser soziales Hungern und Dürsten. Projizieren wir unbewusst dieses immer zu uns gehörende Teilbild der unerfüllt ersehnten Mutter auf andere, halten wir diese für ideale Partner, wie wenn wir verliebt sind. In der Verbindung zu ihnen erwarten wir unbewusst die Erfüllung all der entbehrten Zuwendungen aus der frühen Mutterbeziehung. Zu diesem unbewussten Teil-Ich gehört eine passive Seite. In diesem unbewussten Selbstanteil speichern wir die Gefühlszustände aus der Versagung und aus dem Mangel in der Muttererfahrung lebenslänglich. Das sind, wie oben aufgeführt, Gefühlszustände der Leere, der Sinnlosigkeit, des Schmerzes, der Ohnmacht und des Sterbens und der Verzweiflung, außerdem ein Gefühl der Vergeblichkeit, eine grundlegende Verzagtheit, nichts bewirken zu können. Diese Zustände können jederzeit bei belastenden gegenwärtigen Erfahrungen zusätzlich wachgerufen werden und uns in depressive Zustände versetzen.

- *Gezwungen, innerlich zurückgezogen und zuwiderhandelnd*

Neugeboren und als Baby antworten wir bereits auf Eingriffe, Nötigungen und Zwang. Werden wir beim Füttern gestopft, versuchen wir unseren Mund zu verschließen, und erbrechen schließlich. Werden wir zur Entleerung veranlasst, genötigt, gezwungen, verschließen wir uns, behalten die Ausscheidung länger bei uns und verstopfen. Wir sind als Baby und Kleinkind fähig, uns spontan und unbewusst zu verweigern. Werden wir als Baby oft gezwungen, entwickeln wir, uns zu verweigern, als Charakterzug. Jede Einschränkung der Selbstbehauptung führt dann zu einer überempfindlichen, leicht aktivierbaren ärgerlichen Verweigerung. Mit diesem ärgerlich »Zuwiderhandeln« als spürbare Aktivität verhindern wir als Kind die schlimmsten Gefühlszustände der Hilflosigkeit und Ohnmacht. Wir handeln dann bei allen Gelegenheiten, die uns an die Einschränkung der Selbstbehauptung aus dieser frühen Zeit erinnern, spontan zuwider ohne die geringste kritische Überprüfung. Bereits von anderen angesprochen oder gefragt zu werden, kann beim Heranwachsenden oder Älteren an den erlittenen Zwang erinnern und dann spontan und unbewusst die Verweigerung, ein Nein oder den Widerspruch wachrufen mit Formeln wie »ja, aber, trotzdem, aber trotzdem«. Wichtig dabei ist, dass wir solche Verhaltensweisen nicht willentlich unterlassen können, so wenig wir andere Charaktereigenschaften einfach streichen können.

Bedrängt, beherrscht und gewaltsam verletzt sind wir im ersten Halbjahr anscheinend innerlich zurückgezogen, ängstlich, hilflos, geschwächt, ohnmächtig, überwältigt und voller Schmerz. Ärgerlich können wir offensichtlich ab dem zweiten Monat werden, zuerst nur schwach, dann zunehmend, bis wir mit einem Dreivierteljahr laut ärgerlich werden können. Unsere gegen uns selbst gerichteten Reaktionen als gezwungene Kinder entsprechen denen des leeren Kindes. Wir wenden uns ab, ziehen uns innerlich zurück und verschließen uns mit unseren Gefühlsäußerungen. Anfangs bleiben wir in der inneren Gefühlswelt, zunehmend auch in den inneren Denkwelten. Wir zeigen nicht mehr oder nur noch teilweise, dass und wie wir ärgerlich, ängstlich, ekelerfüllt, freudig und voller Schmerz sind. Genötigt, gezwungen und ohne Chance, durch unsere Gefühle Zwang und Gewalt abwenden zu können, unterdrücken wir die Regungen aus unserem Bewusstsein. Die Gefühle in Augenblicken, in denen wir genötigt, gezwungen, ausgeliefert und überwältigt sind, verbinden wir innerlich mit dem Bild der überstrengen und gewaltsamen Mutter. Diese Seite der Mutter mit den dazugehörenden Denkvorstellungen und Bildern verdrängen wir aus dem Bewusstsein, sie gehört zum inneren verfolgenden Mutterbild. Bewusst verbinden wir Strenge und Gewalt offensichtlich dann nicht mehr mit der Mutter. Wir erleben sie bewusst nur als die angenommene Mutter.

Wenn wir uns zum depressiven Erwachsenen entwickeln, halten wir innerlich und unbewusst das Bild der unerfüllt ersehnten und entbehrten Seite der Mutter getrennt von der abgelehnten und gehassten Seite der Mutter. Die beiden verinnerlichten Seiten der Mutter bleiben desintegriert (»gespalten«). Deshalb nehmen wir uns selbst oder andere grundlegend »gespalten«, als nur gut oder nur schlecht wahr. Dies ist der Grund, warum wir uns in der Depression selbst als nur schlecht attackieren oder Ursache, fundamentalistisch zu denken. Fundamentalisten schreiben die »nur gute Seite« sich selbst zu und die »nur schlechte Seite« anderen, den Feinden.

- *Gezwungen und aggressiv*

Mit acht bis neun Monaten zeigen wir motorisch stärker Ärger und Wut. Zugleich krabbeln wir und zeigen häufig die »Achtmonatsangst«. Wir beginnen uns zu wehren und können andere attackieren, beißen, schlagen und uns gegen das Gefüttertwerden energisch verschließen. Wir sind in der Lage, mit unseren Ausscheidungen zu spielen, uns zu beschmutzen und zu besudeln. Wir »schreien« jetzt nicht nur um Hilfe, sondern auch unüberhörbar »ärgerlich«. Werden wir in diesem Alter erzieherisch überfordert wie durch eine verfrühte Dressur zur Kontrolle der Darmentleerung oder durch zu lange Phasen, allein zu bleiben, oder spüren wir hilflos unseren Zahnschmerz, erleben wir uns offensichtlich hilflos, ausgeliefert, unfähig, mehr und mehr beschämt und ärgerlich. Ärgerlich attackieren wir die Mutter und beißen sie in die Brust oder stoßen die Flasche weg, reißen sie an den Haaren oder nehmen uns selbstständig ein Spielzeug.

- *Gezwungen und depressiv*

Weist die Mutter uns regelmäßig zurück, wenn wir ihr widerstreben und ärgerlich sind, wendet sie sich ab, bricht sie unsere Verweigerung, bestraft sie uns für den Angriff mit Schlägen, lernen wir als Baby, die ärgerlichen Attacken gegen uns selbst zu richten und damit depressiv zu reagieren.

Aus der Psychoanalyse mit älteren Kindern und mit Erwachsenen haben wir die Erfahrung, dass wir die ärgerlich ausgelebte Begegnung mit der Mutter im Konflikt auch denken, also in der Fantasie durchleben. Wollen wir die Mutter ärgerlich angreifen, droht sie uns abzuweisen, oder wir fürchten, sie zu verlieren, wenn wir Verlassenheit erfahren haben. Mehr noch, wenn wir lernen, was tot zu sein bedeutet, fürchten wir als ältere Kleinkinder, die Mutter durch unsere fantasierten Angriffe töten zu können. In diesem Entwicklungsstadium, in dem wir bevorzugt magisch denken, wenden wir die bereits früher gelernten Affekte der Abneigung und des Ärgers gegen uns selbst und verbinden das mit Schuldgefühlen. Dies ist der Grund, aus dem wir in der Fantasie und bald auch praktisch uns selbst bestrafen und verletzen. Wir entwickeln ein vielfältiges und lebendiges Fantasieleben, beeinflusst von Märchen und heute auch durch die vielfältigen virtuellen Bildwelten. So lernen wir, auch unsere Konflikte mit den Eltern und all den Personen der frühen familiären und außerfamiliären Welt in solchen Szenen zu fantasieren. Wenn wir uns beispielsweise vorstellen, die Mama wie eine Hexe auf dem Scheiterhaufen zu verbrennen, ängstigt uns diese Vorstellung, und wir verdrängen sie ins dynamische Unbewusste Freuds, das durch Verdrängung entsteht.

Die Angst vor der eigenen Wut und vor den eigenen Fantasien, unsere Angehörigen anzugreifen, zu quälen, zu zerstören und zu töten, ist für uns als Kinder sehr bedrohlich. Wir fürchten die magische Verwirklichung unserer Fantasien. Äußerlich zurückgewiesen und innerlich durch unsere ärgerlichen Gedanken und Bilder bedroht, greifen wir als Kind auf die depressive Wendung der Attacken gegen uns selbst zurück. Dies machen wir praktisch und in der nun verdrängten Fantasiewelt. Diese facettenreiche Dynamik ist der Boden, auf dem wir als Kinder und dann später als Erwachsene in Krisen mithilfe von Zwängen, Zwangsdenken und Zwangshandeln unsere Konflikte oder die wieder auflebenden verdrängten Konflikte bewältigen wollen. Wir versuchen zu verhindern, magisch schuldig zu werden, und bestrafen uns selbst oder lassen Benachteiligungen durch andere wie Bestrafungen zu.

Wenn wir das Bild, in dem die Mutter uns attackiert, beherrscht und verletzt, verinnerlichen und verdrängen, erleben wir sie unbewusst als eine bedrohende Verfolgerin. Wir identifizieren uns mit dieser verfolgenden Mutter und entwickeln ein verfolgendes Ich. Wir eignen uns ihren Stil an, ärgerlich und wütend zu attackieren, zu beherrschen und zu verletzen. Wir lernen als Kind, die verfolgenden Attacken gegen uns selbst zu richten – als ob wir selbst die Mutter wären, wenn sie uns angreift und bestraft, oder wir sehen dritte Personen so, als ob sie uns wie die Mutter angreifen und bedrohen würden (wir projizieren dieses innere Teilbild der Mutter, die verfolgende Mutter, auf andere Personen). Unsere Gefühle, passiv angegriffen, beherrscht, hilflos und verletzt zu sein, gehören zum passiven, verfolgten eigenen

Ich. Wir speichern sie ähnlich wie die Gefühlszustände aus Mangel und früher Überforderung unbewusst im emotionalen Gedächtnis. Erinnern uns gegenwärtige Ereignisse – sie können völlig unbedeutend sein – daran, bedroht, angegriffen, hilflos und verletzt zu sein, geraten wir in große Angst. Dabei wissen wir nicht, dass wir eine wachgerufene Ängstigung erleiden. Wir strengen uns deshalb an, nicht an sie erinnert zu werden.

- *Freudig gehorsam, gut erzogen*

Werden wir als heranwachsende Kinder unseren Fähigkeiten gemäß begleitet, angeleitet und gefordert, bestimmte Leistungen zu erbringen und Erwartungen zu erfüllen, nach Plan zu essen, zu schlafen, uns anziehen zu lassen, leise zu sein oder den früheren bürgerlichen Tugenden gemäß »ordentlich, sauber und sparsam« zu werden, können wir freudig lernen, diese Aufgaben wie von uns verlangt zu erledigen. Werden die erwünschten Verhaltensweisen gewährend eingeübt, werden wir ermuntert, bestätigt und freuen sich unsere Eltern mit uns über unseren Erfolg, dann lernen wir leicht und können Arbeit freudig erledigen. Liebe und Achtung zwischen Kind und Eltern wiegen unsere natürliche Abneigung und unseren Ärger, wenn wir gefordert sind, auf. Uns hilft, anerkannt zu werden, uns selbst zu achten. Das erleichtert uns, die geforderten Tugenden zu verinnerlichen. Ordentlich, folgsam, sparsam, sauber und pünktlich zu sein hilft uns, uns in soziale Gruppen einzufügen. Werden uns die notwendigen Grenzen, wenn wir uns zu sehr ausdehnen und verwirklichen wollen, freundlich, wenn auch bestimmt und entschieden gezogen, lernen wir, Grenzen zu respektieren und uns einzufügen, ohne in unserer Selbstachtung gebrochen zu werden. Zugleich lernen wir, uns selbst gegen andere abzugrenzen.

- *Eingeschüchtert und gehorsam*

Werden wir als Kind geängstigt, eingeschüchtert und gezwungen, Leistungen zu erbringen, dann lernen wir, mit Angst, Unsicherheit, unterdrückter Auflehnung und später mit Selbstverachtung diese Aufgaben zu erledigen. Wir lernen, uns den Forderungen zu unterwerfen. Innerlich und schnell auch unbewusst, bewahren wir unsere Abneigung gegen die Erzieher. Aber auch die Erledigung von Aufgaben wird so für uns lästig und freudlos. Unsere ablehnende Selbstbehauptung, unser unbewusstes Verweigerungsmuster bleibt verfügbar. Wenn wir gehorchen, müssen wir innerlich jedes Mal das eigene ablehnend-ärgerliche Muster, unsere intuitive Auflehnung überwinden. Als Kleinkinder ist es uns kaum möglich, uns den Elternforderungen offen zu verweigern. Sind wir offen trotzig, wird uns je nach Erziehungsstil vorgeworfen, wie schlecht und verachtenswert wir sind, werden wir beschuldigt, schlechte Kinder zu sein, die Eltern zu belasten und zu verletzen, so werden wir beschämt, bestraft und gezwungen, unsere Verweigerung aufzugeben. Zu arbeiten wird uns dann als Jugendliche oder Erwachsene eher lästig sein. Werden wir häufig gerügt und bestraft für das, was wir gemacht haben, führt das oft auch dazu, dass wir unsere Ergebnisse voller Zweifel für ungenügend oder schlecht halten.

- ***Störungen durch sexuelle Erregung und Fantasien als Kleinkind und Notbehelfe bei Erwachsenen***

Wenn wir uns als kleine Kinder offen oder heimlich geschlechtlich erregen, dann verbinden wir das mit sehnsüchtigen Fantasien nach Geborgenheit und Wohlbefinden. Wer schmerzliche Einschränkung, Zwang und Gewalt erlitten hat, verknüpft oft sexuelle Erregung mit Rachefantasien. Sobald wir als Babys regelmäßig verletzende Erfahrungen mit unseren Müttern, Vätern, Geschwistern, Erzieherinnen und Kindermädchen machen und verinnerlichen, trennen wir sie wie beschrieben in die nur unerfüllt sehnsüchtigen und nur hasserfüllten Erfahrungen und Bilder. Diese inneren Bilder mit Hass oder Liebe werden uns dann immer abwechselnd bewusst. So vermeiden wir als Kind und als Erwachsene die bedrohliche innere Spannung zwischen bewusstem heftigem Hass und gleichzeitiger großer Sehnsucht gegenüber unseren Nächsten. Solange wir über die Bilder der Sehnsucht und die Bilder der Zerstörung bewusst nur getrennt verfügen, verwenden wir sie also niemals gleichzeitig. Dann erscheinen uns die Angehörigen oder andere, auf die wir diese »nur guten« oder »nur schlechten« Erfahrungen und Bilder projizieren, entweder ideal im Schein der unerfüllten Sehnsucht oder sie wirken auf uns wie die reinen Teufel und werden für durchgehend schlecht gehalten. Unsere aggressiven und destruktiven Fantasien, auch die, die wir in die sexuelle Erregung aufnehmen oder in Träume, sind dann maßlos und zerstörerisch. Deshalb befriedigen sie unser Rachebedürfnis und ängstigen uns zugleich zutiefst. Sie erzeugen Verlustängste und Schuldängste zugleich, da sie auch unseren wichtigsten Angehörigen gelten. Wir sind als Kinder noch weniger als Erwachsene gegen die Angst geschützt, dass schlechte Fantasien und Gedanken auf magische Weise wirklich werden könnten. Abmahnungen oder Strafen der sexuellen Erregung durch die Erzieherinnen erhöhen den Zwang, sie zu verdrängen.

Die große Attraktion, die Sex and Crime in der abendlichen und nächtlichen Unterhaltung für uns als Bildmedienpublikum haben, belegt, dass viele normal Sozialisierte in der sicheren Entfernung von der Mischung Sex und Gewalt in der »ja nur virtuellen« Bildwelt fasziniert sind. Die eigenen Sexualfantasien mit Gewalt gegen andere bleiben verdrängt. Die Bilder begründen dann in veränderter Form den unbewussten Kern erregender bewusster Sexualfantasien bei Erwachsenen und verursachen bewusst kein Schuldgefühl. Ein häufiges Muster ist, dass wir in der Fantasie nicht mehr anderen Gewalt zufügen, sondern uns selbst als Opfer erleben. Oder wir stellen uns vor, Fremde würden Opfer in unseren Gewaltfantasien. Wenn uns solche Fantasien bewusst zu werden drohen, können sie Grund für Sexualstörungen bis zur Impotenz sein. Sind wir impotent oder frigide, kann dies bedeuten, dass wir vermeiden, uns wegen verdrängter Fantasien schuldig zu fühlen, gleichzeitig bestrafen wir uns für unsere verdrängten Gewaltfantasien.

Das Märchen vom eigensinnigen Kind

An dieser Stelle füge ich das kürzeste Grimm'sche Märchen, »Das eigensinnige[2] Kind«, ein.

»Es war einmal ein Kind eigensinnig und tat nicht, was seine Mutter haben wollte. Darum hatte der liebe Gott kein Wohlgefallen an ihm und ließ es krank werden, und kein Arzt konnte ihm helfen; und in kurzem lag es auf dem Totenbettchen. Als es nun ins Grab versenkt und die Erde über es hingedeckt war, so kam auf einmal sein Ärmchen wieder hervor und reichte in die Höhe, und wenn sie es hineinlegten und frische Erde darüber taten, so half das nicht, und das Ärmchen kam immer wieder heraus. Da musste die Mutter selbst zum Grabe gehen und mit der Rute aufs Ärmchen schlagen, und wie sie das getan hatte, zog es sich hinein, und das Kind hatte nun erst Ruhe unter der Erde.«

Das Märchen vermittelt uns unsere Ausweglosigkeit als Kinder, wenn wir uns nicht unterwerfen und nicht untertänig die gestellten Aufgaben übernehmen. Diese Märchenbotschaft soll uns als alltäglich eigensinnigen Kindern die Anpassung an erzieherisches Müssen erleichtern. Gleichzeitig stimmt uns diese Erziehungsideologie traurig. Stellen wir die Botschaft auf den Kopf, liest sich die kurze Geschichte wie die Ermutigung, eigensinnig zu bleiben. Die Sympathie gilt dem Kind. Werden wir größer, entdecken viele von uns übermäßig gezwungenen Kindern den möglichen und bisweilen bleibenden Ausweg, uns heimlich aufzulehnen, zu stehlen und zu lügen. Der englische Kinderanalytiker Winnicott sieht darin ein günstiges Zeichen, nicht depressiv zu werden.

- *Wie es zu Zwangsstörungen kommt – Erleben und Handeln*

Freud sieht als Ursache von Zwangsstörungen die drohende Wiederkehr von verdrängten Vorstellungen, z. B. Rachefantasien, ins Bewusstsein, die aus dem verdrängten Unbewussten stammen.

---

2 Das kürzeste Märchen in Kinder- u. Hausmärchen, Jacob u. Wilhelm Grimm, München 1949, zitiert nach O. Negt u. A. Kluge (1981) in Geschichte und Eigensinn. Frankfurt 2001.

Später wurde diese Theorie erweitert. Wir bilden Verhaltensweisen und verankern sie charakterlich zu einem guten Teil in unserer Frühentwicklung während der ersten drei Jahre. So lernen wir auch Verhaltensmuster, die einen Teil unserer zwanghaften Persönlichkeit ausmachen. Erlebniserinnerungen in dieser Zeit haben wir noch nicht. Frühe Erfahrungen speichern wir nur als Gefühlszustände oder Handlungsmuster, nicht als Erlebniserinnerungen. Wir übernehmen entweder, wozu wir erzogen werden, als festes Muster, oder wir weigern uns regelmäßig, aber unwillentlich zu gehorchen. In den ersten drei Jahren Gelerntes gehört so zum »prozeduralen, nicht erinnerbaren und deshalb nicht verdrängten Unbewussten«. Später erinnern wir uns nicht, warum wir bestimmte Charakterzüge »gelernt« haben. Auch in einer Psychoanalyse können die Erlebnisse, die unserem Charakter zugrunde liegen, nicht erinnert werden. Wir erleben und handeln gemäß diesen Mustern in entsprechenden, ähnlichen Situationen spontan und können dies nicht willentlich unterlassen. Wir erwerben so ein umfangreiches Handlungsrepertoire, wie wir spontan und ohne nachzudenken mit anderen Personen, mit uns selbst und mit den Dingen in der Welt umgehen. Diese Verhaltensmuster speichern wir – eines nach dem anderen – in verschiedenen, sich regelmäßig wiederholenden Begegnungen, die wir verallgemeinern. Als Kinder verhalten wir uns dann den anderen gemäß, so wie wir die anderen sehen, hören und miterleben, wir identifizieren uns mit dem anderen. Das erklärt beispielsweise, dass Vater und Sohn, wenn wir sie auf der Straße beobachten, oft einen ganz ähnlichen Gang haben.

- *Charakterlich ungehorsam*

Als Kinder identifizieren wir uns nicht nur mit dem Vorbild der nächsten Angehörigen. Zugleich identifizieren wir uns gegen die Vorbilder, wenn wir als Kind regelmäßig in unseren Bedürfnissen und damit in unserer Selbstbehauptung durch Strenge, Zwang und Gewalt gestört sind. Wir schützen uns so gegen unerträgliche Gefühlszustände. Dazu zählen die uns selbst verändernden, durch

Abneigung ausgelösten Rückzugsmuster und unsere auf andere einwirkenden ärgerlich-abgeneigten Reaktionsmuster als Babys auf Störungen (»Das gezwungene und ablehnende Kind«). Wir lernen, uns bei Eindringlichkeit und oft bereits bei Annäherung eines anderen gewohnheitsmäßig zu verschließen. Zugleich können wir das Muster zuwiderzuhandeln lernen, wenn unsere Erzieher uns regelmäßig drängen und zwingen zu essen, uns zu entleeren, zu schlafen, ohne dass wir müde wären, uns anzuziehen, obwohl wir das nicht wollen, unsere Hände wegzulassen, obwohl wir voller Neugier und Wissensdrang sind, uns zu beeilen, obwohl wir gerade mit etwas Wichtigem verweilen, allein zu bleiben, obwohl wir davor Angst haben, und vieles andere mehr.

Unsere Neigung zu solchen aversiven Handlungsmustern wird uns nur im Augenblick einer Aktion bewusst, also wenn wir aktuell aversiv handeln. Warum wir aversiv erleben und handeln, bleibt uns subjektiv wie bei allen unseren Charakterbildungen unbekannt. Entsprechend ist, wir sprechen, aber wir erinnern uns nicht, wie wir und wann wir das gelernt haben. Ähnlich ist es mit bewusst gelernten Fertigkeiten. Wir wissen nicht, »wie« wir das Gleichgewicht beim Balancieren halten, obwohl wir das können und uns auch erinnern, dass wir zu balancieren gelernt haben. Wir handeln in all den vielfältigen Lebenssituationen unwillentlich zuwider, in denen wir auch nur annäherungsweise, selbst auch völlig unbewusst, erinnert werden, handeln »zu müssen«.

Messies lernen das ablehnende Muster zuwiderzuhandeln und erzieherisch erwartete Handlungen nicht auszuführen grundlegend als Babys. Wir machen zuwiderzuhandeln zu einem wichtigen Teil unseres nicht erinnerbaren Handlungsrepertoires. Oder anders gesagt, wir verankern es fest im Charakter. Auf der Handlungsebene erschweren wir uns selbst, so zu handeln, wie wir wollen. Teilweise blockieren wir uns völlig, ohne wissen zu können warum. Wir finden keine bewusst zugängliche Motivation, warum wir zuwiderhandeln, oder anders gesagt, für unser Machichnichtmuster. Wir fühlen uns aber oft bereits bei der Vorstellung, planvoll zu handeln, und erst

recht, wenn wir die beabsichtigten Handlungen ausführen wollen, abgeneigt, angeekelt, überfordert, ängstlich, panisch bis dahin, dass wir das Gefühl haben zu sterben. Wir erleben diese Zustände als gegenwärtig, weil sie ohne ein Entstehungsdatum »aus frühester Erfahrung« wachgerufen und erinnert werden.
Wenn wir mit einem anderen sprechen, verhalten wir uns ablehnend, indem wir nicht zuhören, indem wir widersprechen, auch wenn unser Widerspruch inhaltlich überhaupt keinen Sinn macht, indem wir haarscharf daneben oder krass das Thema wechseln, indem wir das Gehörte nicht aufnehmen und später nicht mehr darauf zugreifen können. Indem wir in einer Psychotherapie, ohne es zu wollen, so auftreten, schmälern wir ihren Nutzen außerordentlich. Wir hören nicht auf die Hilfen und nehmen sie nicht mit. Diese Einbußen sind völlig unabhängig vom Therapieverfahren. Sie bedeuten aber, dass ich nicht so viel verstehe, wie ich eigentlich aufgrund der Therapie wissen könnte, und dass ich auch Hilfen, die ich bewusst mitnehmen will, liegen lasse.

- ***Charakterlich gehorsam***

Als streng erzogene Kleinkinder fürchten wir, bestraft zu werden. Wir sind etwa ab dem zweiten Lebensjahr fähig, gehorsam das erzieherisch Gewollte zu lernen. Indem wir folgen, halten wir unsere Angst in Schach, erneut gezwungen und bestraft zu werden. Wir verankern als Charakterzüge, besonders ordentlich, sauber, pünktlich und sparsam zu sein. Wir neigen dann dazu, gegenüber anderen folgsam und untertänig aufzutreten. Wir fragen dann schnell »darf ich« statt »kann ich«, sagen »ich möchte« statt »ich will«, auch wenn wir nicht höflich auftreten müssten, um die Etikette zu wahren.

- ***Charakterlich gehorsam und ungehorsam***

Haben wir zugleich in der früheren Entwicklung zuwiderzuhandeln gelernt, geraten wir in einen heftigen inneren Widerspruch. Wir wollen gleichzeitig die erzieherischen Ideale spontan erfüllen und nicht erfüllen. Wir stürzen in einen unausweichlichen Widerspruch zu handeln. Wir erleben uns wie gelähmt und wie überfordert. Mit großer innerer Anstrengung und Selbstüberwindung handeln wir und erledigen Aufgaben. Diese Anstrengungen erschöpfen uns. Wir leben in der Überzeugung, weniger Energie als andere zu haben. Mit unseren widersprüchlichen Charakterzügen, besonders ordentlich, sauber, pünktlich und sparsam zu sein und gleichzeitig grundlegend dagegen zu handeln, finden wir ganz individuelle Kombinationen von beidem. Wir haben Bereiche, die wir sehr gut erledigen, und andere, die wir unbewusst verweigern. Wir können in der Wohnung grenzenlos unordentlich sein und zugleich penibel beim Kochen oder in der Körperpflege auf Sauberkeit achten.

• *Zwangsstörung und Verdrängung*

Eine Quelle für unsere verdrängten Vorstellungen ist unsere kindliche Sexualfantasie. Abgelehnte Praktiken, uns als Kinder sexuell zu erregen, und Rachefantasien verursachen Schuldgefühle und Angst, die Mutter oder den Vater, wenn wir gegen sie unseren Ärger in der Rachefantasie richten, zu verlieren. Wir stellen uns als Antwort auf Strenge und Strafen bei drastischer Reinlichkeitsprozedur beispielsweise vor, die Mutter oder ihre Stellvertreter mit Kot zu beschmieren oder in Kot zu ertränken. In der *Zwangsstörung (Zwangsneurose)* leiden wir unter einer »symptomatischen Störung« mit offen sichtbarem Zwang. Deshalb ist diese Störung eine Krankheit. Sie bricht unter bestimmten Umständen aus, oft dann, wenn wir erwachsen werden, wenn wir geschlechtlich reifen und damit den Eltern gegenüber stark und ebenbürtig werden. Unter unseren strengen Charakterzügen leiden wir nicht direkt selbst, dagegen leiden Angehörige, Kinder und Untergebene. Erst dann, wenn wir nicht so wie gelernt und gewohnt handeln können oder nicht zuwiderhandeln können, werden wir ängstlich. Oder wir leiden unter den Schwierigkeiten, die sich aus unserer Pedanterie oder unserem Machichnicht ergeben. In der Zwangsstörung wollen wir nicht so handeln, müssen aber unseren Zwängen nachgeben, um nicht ängstlich zu werden. Die Zwangsstörungen empfinden wir als uns fremd. Wir leiden darunter, grübeln zu müssen und zwanghafte Handlungen ausführen zu müssen. Mithilfe der Psychoanalyse verstehen wir, dass uns verdrängte Rachegedanken bewusst zu werden drohen. In diesen denken wir ablehnend, aggressiv und sexuell gegenüber Angehörigen oder anderen. Mit den Zwängen versuchen wir, die mit unseren unbewussten Fantasien entstehenden Gefahren für die anderen, für die wir teilweise auch uns selbst einsetzen, unschädlich zu machen und zu bannen. Wenn wir uns zwanghaft immer wieder waschen, versuchen wir, Ängste vor der Beschmutzung und Schädigung durch Ausscheidungen, durch Bakterien und gegen Infektionskrankheiten in Schach zu halten. Unbewusst schädigen wir andere durch Bakterien, und unbewusst verbinden wir dies mit sexuellen Handlungen[3]. Müssen wir zwanghaft wieder und wieder kontrollieren, dann fürchten wir, verantwortlich für die Schäden durch ausbrechende Brände, ausströmendes Gas oder überfließendes Wasser zu sein. Dabei können wir selbst oder andere bedroht sein.

- ***Familien zerrüttet und im sozialen Chaos***

Die Ursprungsfamilien vieler Messies, die ich behandle, sind mehr oder weniger schwer zerrüttet. Einige der Eltern sind unehelich geboren, sie sind von Anfang an unerwünscht, finden deshalb schwer in die Rolle, selbst einfühlsam Vater oder Mutter zu sein, neigen zu unsicher-abweisendem Bindungsverhalten, leiden unter Essstörungen oder unter Alkoholkrankheit. Einige der von mir behandelten Betroffenen sind selbst unehelich, kennen teilweise die Eltern nicht und wachsen in Pflegefamilien oder mit Stiefeltern auf. Einige sind völlig unerwünschte Kinder, andere sind unerwünscht als Mädchen oder Junge. Vielfach werden die Kinder über die wahren Familienbeziehungen nicht aufgeklärt, wissen lange nichts von ihrer Adoption, obwohl andere darüber tuscheln, hören dann von Dritten und werden den Adoptiveltern gegenüber zutiefst misstrauisch. Bei manchen werden offensichtlich Abtreibungen versucht, andere werden ins Heim gegeben oder unwillig von Großeltern aufgezogen, als

3 Weil die als Kinder verdrängten sexuellen Fantasien aktiviert werden.

unerwünscht behandelt, gequält. Viele kommen aus Flüchtlingsfamilien, die Väter sind innerlich zerbrochen und teils äußerlich verstümmelt aus dem Krieg zurückgekehrt, einige dieser Väter verwandeln die Kinderzimmer in Kasernenhöfe und kommandieren die Kinder wie Rekruten, andere Väter sind gefallen, teilweise noch vor der Geburt ihres Kindes, Gewalt- und Bluttaten überschatten das Leben einiger Mütter, andere Mütter handeln offensichtlich, wie sie es selbst als Kind erfahren haben, mitleidlos streng. Die Eltern sind teils krank und depressiv und durch erlittene Not überbelastet.

- ***Wunschmutter und Mussmutter, Wunscheltern – Musseltern***

Die Betreuung der Kinder verlangt zuallererst von den Müttern, aber auch von den Vätern großen Einsatz. Sie sind gut gerüstet, wenn sie sich selbst als Mutter und Vater und als Eltern akzeptieren können, wenn der Vater der Mutter ausreichend beistehen kann, wenn sie uns als Kinder wünschen oder uns als Kinder nach Eintritt der Schwangerschaft annehmen konnten. Mütter oder Väter in der Mutterrolle vereinbaren die Befriedigung unserer Notdürfte und die Förderung unserer Entwicklung, so gut sie das können, mit ihren eigenen Bedürfnissen und mit den grundlegenden familiären Gegebenheiten. Sie sind schließlich bemüht, ihre berufliche Arbeit mit der Erziehung der Kinder zu integrieren. Sind wir als Kinder unseren Müttern oder Eltern anhaltend unerwünscht, können die Schwangerschaft und die hormonelle Vorbereitung auf die Mutterschaft beide nicht umstimmen, werden die Mütter durch die Schwangerschaft krank, wird ihre depressive Seite durch die Geburt aktiviert, und werden ihre depressiven Stimmungen im Wochenbett wachgerufen, da sie selbst unter Trennungen zu leiden hatten, dann sind sie nicht in der Lage, sich ausreichend gut mit ihrem Kind abzustimmen.

- ***Wunschkinder, Wunscheltern, wunschlos glücklich***

Geht es unseren Müttern oder den Vätern in der Mutterrolle ausreichend gut, dann erleichtern sie uns als Babys, wenn wir den dramatischen Wechsel aus der Geborgenheit im Mutterschoß ins Babybett mit der Geburt erfahren, die schwerwiegende Umstellung. Sie sichern uns mit zärtlicher und sorgfältig gewahrter Nähe unsere vitale Existenz. Sie füttern und pflegen uns, sie sorgen für angemessene Kleidung und ausreichend gute Bedingungen für Schlaf und Spiel, stehen bei in Entwicklungskrisen wie beim Zahnen oder Fremdeln, sie besorgen ärztliche Hilfe bei Krankheiten. Sie freuen sich über jedes neues Können, über jedes »Bäuerchen« oder jeden Pups, sie feiern jeden neuen Zahn. Mütter und Väter können sich besser in ihre Babys einfühlen, wenn sie gleich Wunschkinder sind oder nachträglich angenommen und bejaht werden.

- *Unsichere und Musseltern*

Unsichere, ablehnende, überforderte und unglückliche Eltern können sich weniger oder nicht ausreichend mit ihren Babys abstimmen. Sie setzen dann vielfach auf selbst erlebte, erlittene oder in schlechten Ratgebern vertretene Erziehung. Sie übergehen Hilferufe, weil sie »Schreien« bei Hunger, Müdigkeit, Schmerz, Angst, kurz, Rufen im Stress mit Tyrannei verwechseln. Sie missverstehen, wenn ihr Baby ablehnend reagiert und sich intuitiv schützt, und halten es dann für unbotmäßig, ungehorsam und frech. Sie zwingen uns beispielsweise viel zu früh nicht erfüllbare Regeln auf, z. B. dass wir durchschlafen sollen, auch wenn unser Magen zu klein ist, um von abends bis morgens durchschlafen zu können. Wir müssen nach der Waage und nach der Uhr und nicht nach Hunger trinken und essen, nach der Uhr und nicht nach Müdigkeit schlafen. Sind Eltern selbst streng erzogen, erwarten sie von uns Leistungen in der Art, unsere Ausscheidungen bereits als Windelkinder einzuhalten oder als Kleinkinder auf dem Topf zu entleeren oder unter drei Jahren allein zu bleiben. Das alles können wir einfach noch nicht. Sie nehmen uns nicht, wenn wir rufen, aus dem Bettchen, sondern nur im Vierstundenrhythmus oder nach einer Weile Schreien. Gelingt uns nicht, die Erwartung der Eltern zu erfüllen, reagieren die Eltern gemessen am Babyalter verfrüht mit entschiedenem Druck und mit Strenge, teilweise mit Gewalt.

- *Uneinfühlsam, streng und gewaltsam erzogen*

Grausame Erziehungsstile werden am ehesten weitergegeben, wenn Eltern ihr kindliches Leiden verdrängt haben oder sie sich daran nicht erinnern können. Ihre Uneinfühlsamkeit wird von Eltern nicht bewusst erlebt, geschweige denn gewollt. Dass sie sich mit ihrem Kind unzureichend abstimmen, ist ihnen nicht bewusst. Sie werfen ihren Kindern, wenn sie verhaltensauffällig geworden sind, vor, trotzig, tyrannisch, herrschsüchtig, rebellisch und nicht lieb zu sein. Ähnlich gehen wir oft mit unseren Kindern um, wenn sie eigenwillig sind. Als betroffene Eltern denken wir eher an die schlechten Anlagen der Kinder als daran, selbst falsch zu erziehen.

Mit dieser Skizze klage ich Eltern nicht an, sondern ich bemühe mich, unglückliche Familienverhältnisse besser zu verstehen. Über getane Fehler können wir trauern. Forscher finden, dass eigenes Unglück, eigene Krankheit, eigene Not die Fähigkeit von Eltern schmälert, sich ausreichend in ihre Kinder einzufühlen.

TEIL IV

Selbsthilfe – Kann ich mir überhaupt helfen?

- *Selbsthilfe ja*

Kann ich mir überhaupt helfen? Ja! Wenn wir neugierig bis hierher vorgedrungen sind oder anfangen, hier zu lesen, wenn wir bereits andere Bücher gelesen haben, dann haben wir längst begonnen, uns zu helfen. Wir haben Teile dieses Buches, haben andere Bücher gelesen. Wir verstehen inzwischen besser, wie unsere Störungen, unsere Symptome und unsere Krankheiten entstehen können. Wir wissen aus vielem für uns, dass Messies »richtig ticken«. Dass wir uns innerlich schützen wollen, dass wir vermeiden, in unerträgliche Gefühlszustände zu wechseln, wenn wir Aufgaben nicht erledigen, wenn wir uns und unsere Wohnung vollstopfen, wenn wir uns betäuben und uns verschließen. Wir haben gelernt zu verstehen, warum wir uns bei so vielen Gelegenheiten automatisch gezwungen fühlen, auch wenn wir das gar nicht sind. Wir haben verstanden, warum wir von Müssen und Sollen durchdrungen sind. Wir gehen diesem Zusammenhang nach, wenn wir handeln, und achten darauf, ob wir uns gezwungen fühlen. Wir achten auf unsere innerlichen Reaktionen. Wir beginnen zu verstehen, dass unser gegenwärtiges Handeln Gefühle wecken kann, die wir immer unbewusst und innerlich mit Aufgaben verbinden. Wir haben gelernt, dass diese Gefühle entstanden sein können, wenn wir regelmäßig schlimme und schlimmste Erfahrungen von Entbehrung von ausreichender Zuwendung und von Strenge und Gewalt in unserer Erziehung erlitten haben. Wir haben begonnen, unsere Schwierigkeiten bei Erledigungen und unsere Neigungen zu besonders ordentlichem, sparsamem, sauberem und pünktlichem Verhalten in Verbindung mit unserer vermutlich als Kleinkind erlittenen Strenge zu sehen. Wir begreifen, dass wir sammeln und uns von nichts trennen, weil sonst Zustände bedrohlicher Leere, Trostlosigkeit und Verlassenheitspanik in uns geweckt werden. Wir beginnen zu erleben, dass Wissen über uns selbst und andere Betroffene uns hilft, uns mehr zu achten, uns weniger zu schämen und weniger als Versagerin oder Versager jenseits aller Normalität zu fühlen. Wir haben uns gemerkt, dass wir heute, hier und jetzt wegen unserer heute nicht mehr angemessenen Ängste vor Rügen und Strafen eine Zweiflerin oder ein Zweifler sind. Wir denken uns und verhalten uns mehr und mehr aktiv und frei statt ausgeliefert und passiv. Als freie Erwachsene und freier Erwachsener hören wir auf, uns zu unterwerfen. Wir begegnen unseren Mitmenschen aufrecht, selbstbewusst und frei.

▶ **SELBSTHILFE DURCH LERNEN**

Mit meinem Wissen über die Gründe meiner Not stärke ich mich, ich stehe selbstbewusst zu mir, wenn ich als Notlösung sammle, Dinge nicht mache und Chaos stifte. Ich ändere entschlossen meine Notlösungen und schäme mich nicht mehr dafür. Ich denke mich aktiv und verhalte mich als Erwachsene und als Erwachsener frei im Miteinander mit anderen.

Schritte der Selbsthilfe

- *Selbsthilfe eine Selbsttäuschung?*

Wollen wir uns oder »müssen« wir uns selbst helfen? Wollen wir oder »müssen« wir aus diesem Buch lernen? Genügen uns nicht die Aufräumhilfen, die angeboten werden? Uns selbst helfen zu wollen, ist das nicht unmöglich? Wissen wir doch, wie festgefügt unser Charakter ist. Kennen wir doch die riesige Not, die mit einem Leben als Messie verbunden ist! Haben wir nicht oft genug erlebt, wie wir nach entschlossenen Diätkuren zur Gewichtsabnahme nach einiger Zeit uns wieder dicker und dicker gegessen haben? Haben wir nicht wiederholt weniger gesammelt, nur um unsere Sammlungen dann doch wieder ins Uferlose zu vergrößern? Konnten wir unsere von wohlmeinenden Helfern oder Angehörigen in Nacht- und Nebel-Aktionen leer geräumten Wohnungen nicht in kurzer Zeit wieder füllen? Haben wir uns nicht wiederholt auf Beziehungen eingelassen, nur um erneut enttäuscht zu werden? Haben wir nicht zwei, fünf oder zehn Jahre Therapie gemacht, nur um weiter übervoll und chaotisch zu wohnen und immer noch später zu kommen? Ja, ja, dies alles gehört zu unseren Erfahrungen. Also ein erneuter, zum Scheitern verurteilter Versuch mit diesem Buch?

Wollen oder Müssen? Vom Müssen zum Machen

Wenn wir so enttäuschend bilanzieren, können wir uns entgegenhalten, dass wir verschiedene Diäten durchgestanden und durchlitten haben, mit Unterstützung teils über Jahre erfolglos geräumt haben, ohne dass wir uns dabei ausreichend innerlich verstanden, geschweige denn verändert haben. Lohnt sich dann unser neuer Versuch, erneut uns verändern zu wollen?

Ja und nochmals ja, wir können jetzt einen entscheidenden neuen Schritt gehen und uns immer wieder aufs Neue auf die unbewussten Gefühlszustände besinnen, die wir durch unsere Notlösungen, zu sammeln, uns vollzustopfen, zuwiderzuhandeln oder zu widersprechen, in Schach zu halten versuchen und nicht wecken wollen. Ja, allerdings nur, wenn wir das »wollen«. Dann können wir verstehen, dass wir uns durch unsere Fehler innerlich stabilisieren, dass wir unerträgliche Zustände zu vermeiden versuchen, wenn wir uns vollstopfen und nichts machen. Wir ahnen unsere wahrscheinlichen Erfahrungen, zu streng und verständnislos erzogen zu sein, beides viel zu früh, und vermuten, dass sich unsere Eltern zu wenig freundlich und verständnisvoll uns zuwenden konnten, wenn wir darauf angewiesen waren. Wir wissen um diese möglichen Zusammenhänge und beginnen, unseren unvermeidlich wach werdenden Widerstand, unseren Notbehelf, unser Machichnicht zu verändern, jedes Mal, wenn wir erfolgreich handeln wollen, neu anzugehen, zu verstehen und fallen zu lassen. Sie haben richtig gelesen »jedes Mal«. Wir haben unsere Notlösungen über Jahre und Jahrzehnte eingeübt, verwendet, genutzt als unbewusste Hilfen gegen zutiefst gefürchtete Zustände. Notbehelfe haben wir als Charakterzüge gefestigt, oder wir erleben sie als ungewollte Symptome wie bei Zwängen oder Phobien. Unseren Charakter, unsere tief verankerten Gewohnheiten zu verändern ist schwer. Schwer allein, schwer in Behandlungen. Doch wir sind bereits auf dem Weg. Wir lernen bei jeder möglichen Gelegenheit. Und derer sind viele Tag für Tag. Auch Rom wurde nicht an einem Tag gebaut!

SELBSTHILFE DURCH LERNEN

Ich habe angefangen und bleibe dabei, mir selbst zu helfen. Ich verstehe mich besser. Ich will mir weiterhelfen. Ich weiß, wie riesig die Aufgabe ist, an die ich mich gemacht habe, ich überzeuge mich immer wieder aufs Neue, ich »muss« nicht. Kurz: Ich »will« mich verändern, ich »muss« nicht. Noch kürzer: Ich verändere mich.

- ***Trost, Trauer und Freudentrauer***

Mit jedem Schritt, den wir gehen, uns zu verändern, fühlen wir uns mehrfach bedroht, unseren Weg zu gehen. Wir fühlen uns gefährdet durch unsere geweckten Zustände und Gefühle, weil wir innerlich immer hilflos Gezwungene und Vernachlässigte sind. Wir fürchten doppelt den Schmerz, die Trauer, die Hilflosigkeit, wenn wir uns erfolgreich verändern. Einmal wird uns bewusst, dass wir tatsächlich zu den zu streng und mit zu viel Entbehrung Erzogenen gehören. Gelingt es uns, uns zu verändern, dann freuen wir uns. Zugleich und unausweichlich sind wir tieftraurig, dass wir uns so lange, so viele Jahre oft, vergeblich angestrengt haben, uns zu verändern, dass wir uns ohne wirklichen Grund für unsere Notlösungen geschämt und uns schuldig gefühlt haben.

- ***Getröstet statt übervoll, übergewichtig und betäubt***

Sind wir aber bereit zu trauern, fühlen wir uns erneut innerlich bedroht, weil wir, ohne uns erinnern zu können, als Babys und Kleinkinder zu oft trostlos geblieben sind. Trauern ist umso schwerer, je dramatischer die erlittene, innerlich immer vorhandene Trostlosigkeit ist. Ohne Trost keine Trauer! Hinter verschlossener Tür kein Trost. Wir sind in unserem Schmerz und in unserer drohenden Hilflosigkeit bei Erfolg dann auf andere angewiesen, die uns trösten. Wenn wir von anderen in unserem Schmerz gehört werden, wenn wir auch dann respektiert und anerkannt bleiben, wenn wir innerlich hilflos werden, wenn andere uns beistehen, blicken wir auf das, was wir erlitten und was wir vertan haben, dann erleben wir Beistand in der Trauer. In unserer Not ist bereits tröstlich, wenn wir uns durch einen Autor verstanden und bestätigt erleben. Wir brauchen sehr viel Beistand, wir haben sehr viel zu betrauern, wir öffnen deshalb unsere Tür und gehen zu anderen, nehmen Verbindungen auf, schreiben, telefonieren, sprechen gemeinsam und offen und suchen alsbald gemeinsam Hilfen auf wie in unseren Selbsthilfe- oder Therapiegruppen.

▶ **SELBSTHILFE DURCH LERNEN**

Ich weiß: ohne Trost keine Trauer. Ich stelle mich meiner großen Trauer, wenn ich erfolgreich bin. Ich weiß, ich werde ganz sicher traurig werden, wenn ich mich freue, mich erfolgreich zu verändern. Ich weiß, das ist völlig normal. Dann suche ich mir Beistand bei anderen, ich lasse mich durch andere trösten und schließe mich nicht ein.

- *Gemeinsam stark*

Wollen wir andere befragen und mit anderen ins Gespräch über unsere Selbsthilfe kommen? Dann werden wir auf andere zugehen und Verbindung zu ihnen aufnehmen. Wir können mit unseren Angehörigen sprechen, mit unseren Freunden, aber auch erst einmal mit unbekannten Betroffenen, die sich heute in so vielen Städten in Selbsthilfegruppen zusammenfinden, oder mit Betroffenen auf Tagungen, die von verschiedenen Messie-Vereinen regelmäßig durchgeführt werden. Mit anderen Betroffenen können wir auch Selbsthilfegruppen gründen oder Therapiegruppen organisieren. Auf diesem Weg Verbindungen aufzunehmen und in ein lebendiges und kontinuierliches Gespräch zu gehen, ist zentral für jede Selbsthilfe. In den Begegnungen lernen wir, unsere Notlösungen zu erkennen und abzubauen. Gemeinsam sind wir als Betroffene auch in der Gesellschaft stark. Unsere Präsenz in den Medien geht auf unsere eigenen Initiativen zurück! Uns wird es auch gelingen, die Zerrbilder zu entzerren, die über uns in Umlauf gesetzt werden, angefangen vom Bild des »Vermüllungssyndroms« bis hin zur Vorstellung, wir wären einfach »zu disziplinlos«, Ordnung halten zu können. Gemeinsam mit anderen lernen wir wieder zu lachen und Freude zu haben.

SELBSTHILFE DURCH LERNEN

Gemeinsam mit anderen bin ich stark. Durch den Austausch mit anderen werde ich erfahrener. Andere können mir helfen, ich kann anderen helfen, Notlösungen abzubauen. Beistand tröstet. Trost macht freier von der Dauerbelastung durch Erlittenes. Freude und Lachen ist besser als depressiv herumzuhängen und mich mit einer Sucht selbst zu behandeln.

- ***Entschiedene Veränderung statt Scheinlösung***

Wir sind gut beraten, wenn wir uns viel Zeit für unser Umlernen so verschiedener Charakterzüge nehmen wie für das Machichnichtmuster, für unsere Gefühlsblindheit oder für unser Sammeln gegen depressive Zustände. Wir verändern uns durch tägliches Wiederholen unserer freiwilligen Übungen und durch wiederholtes Lesen der Theorie über unsere Störung. Wie gehen wir vor? Wir setzen Prioritäten. Wir gehen Schritt für Schritt vor. Da, wo uns die Not gegenwärtig am schlimmsten bedrückt, fangen wir an. Sind wir aktuell durch die uferlose Sammlung am stärksten bedroht, werden wir damit beginnen, haben wir aber ein großes Problem mit unserem Zeitmanagement und haben wir Schwierigkeiten mit anderen, weil wir regelmäßig später als verabredet sind, dann werden wir erst einmal an unserem Machichnicht arbeiten. Dann werden wir immer wieder die Theorie dazu lesen und die Veränderung unseres Verhaltens einüben. Dabei hilft uns, wenn wir uns in einem ungestörten Augenblick am Tag oder am Abend hinsetzen, uns Szenen vorstellen, in denen wir mit einem Notbehelf reagiert haben, und dann unsere Lernlektion wiederholen, wenn möglich auch wiederholt laut sagen. Umlernen von Verhaltensmustern entspricht dem Umlernen von falsch eingeübten und gut sitzenden Tätigkeiten, z. B. als Musiker, als Handwerker, als Sportler oder in einer Fremdsprache. Wir bleiben entschlossen umzulernen, wir gehen den schwierigen Weg mutig weiter und üben die neue Beziehungssprache mit uns selbst und mit anderen zuversichtlich ein! Haben wir eine tragfähige Verbindung zu anderen entwickelt, allein, mit einem Freund oder in einer Gruppe, in der wir uns regelmäßig mit anderen Betroffenen treffen, dann können wir gemeinsam umlernen. Das ist unser Weg.

▶ **SELBSTHILFE DURCH LERNEN**

Ich nehme mir mehrere Monate Zeit für das Umlernen einzelner Notbehelfe. Ich setze Prioritäten und nehme mir Jahre Zeit für ein umfassendes Umlernen, für meine entscheidende Charakteränderung. Ich übe regelmäßig, stündlich, täglich, jetzt, allein und mit anderen.

- ***Wie gehen wir vor, um uns weiter selbst zu helfen?***

Ich fahre fort, mir selbst zu helfen, und stelle mir meine Schwierigkeiten einzeln vor. Ich kläre, womit ich anfangen will.
Wenn ich unsicher bin, meine Schwierigkeiten den unterschiedlichen Ursachen und Störungen zuzuordnen, beginne ich, indem ich mich genauer einzuschätzen lerne.

Ich schätze mich selbst ein

- ***Bin ich depressiv?***

Bin ich völlig gelähmt, ist eine stationäre psychotherapeutische Behandlung oft die erste und einzige Hilfe. Geht es mir besser, kann ich anfangen, über mich in meinem Leiden nachzudenken. Ich verstehe mich besser. Ich überprüfe mich. Empfinde ich mich ... leer, müde, schwach, hilflos, wie ausgeliefert, sinnlos, hoffnungslos, verzweifelt, voller Schmerz, bodenlos, trostlos, schuldig, und schäme ich mich, hasse mich, klage mich an, beschuldige ich mich, setze mich herab, verachte mich, verletze mich und fühle mich schnell verlassen? Weine ich schon lange nicht mehr oder nur, wenn ich allein bin?

Geize ich mit vielem und habe ich Schwierigkeiten zu geben, fahre ich auf Schnäppchen ab und kaufe das Gleiche dreimal? Bin ich vor allem nach dem Aufwachen morgens in diesem verheerenden Zustand, obwohl äußerlich nichts schlimmer ist als gestern Abend?
... dann dämmert mir, dass ich depressiv bin.

- *»Behandle« ich mich selbst?*

Stopfe ich mich voll und betäube meine Entbehrungen an Zuwendung, indem ich endlos esse, fernsehe, telefoniere, SMS schreibe, Tabletten einwerfe, Alkohol trinke, Drogen nehme?
Sammle ich meine Wohnung voll, räume mich zu, verbarrikadiere ich mich? Sammle ich grenzenlos beliebige Dinge, auch alles, was andere längst weggeworfen hätten und zum Sperrmüll gegeben haben? Werfe ich nichts weg, weil mich jeder Wegwurf unerträglich ängstigt und schmerzt, ohne dass ich weiß warum?
... dann weiß ich, dass ich aktiv bin und Notlösungen anwende, um mich nicht leer, sinnlos, hilflos und verlassen zu fühlen.

- *Bin ich unsicher gebunden?*

Verhalte ich mich unverbindlich, äußere ich mich nur allgemein? Lasse ich andere warten, um nicht selbst zu warten? Meide ich die Gemeinschaft mit anderen und gehe Begegnungen aus dem Weg, ja fürchte ich, mit anderen zusammen zu sein? Erwarte ich keinen Beistand und Trost durch andere, wenn es mir schlecht geht, rechne ich nicht damit, Hilfe zu bekommen, wenn ich darum bitte? Öffne ich mich wenig, bleibe auch in engeren Beziehungen verschlossen? Habe ich Schwierigkeiten, anderen in die Augen zu schauen? Vermeide ich, anderen die Hand zu geben? Habe ich Angst, zärtlich zu sein? Versuche ich so, mich zu schützen, um nicht ausgeliefert zu sein oder abgelehnt zu werden und mich dadurch hilflos zu fühlen? Lasse ich mich nicht auf eine Partnerschaft oder Freundschaft ein? Beuge ich so vor, verlassen und bevormundet zu werden? Suche ich nur ungern Hilfe auf, ja verzichte ich lieber auf Hilfe und beiße mir eher auf die Zunge, als dass ich jemanden darum bitten würde?

Habe ich die Menschen kennengelernt und dann die Schlussfolgerung gezogen wie die Mutter einer Betroffenen, nur noch die Tiere zu lieben?
... dann bin ich unsicher-abweisend gebunden und verschließe mich vor anderen, um nicht selbst abgewiesen zu werden.

- *Bin ich unsicher-abhängig gebunden?*

Gerate ich in meiner Beziehung zu meiner Partnerin oder zu meinem Partner in Verlassenheitspanik, wenn sie oder er allein außer Haus ist, sich ausnahmsweise verspätet, mal allein eine Reise machen will? Bin ich darauf angewiesen, dass sie oder er auch für mich regelmäßig praktische Lebensaufgaben übernimmt, beispielsweise den Schriftverkehr mit Ämtern, das Autofahren, die Einkäufe? Verbringe ich meinen Urlaub regelmäßig zu Hause und verreise nicht gerne?
... dann könnte es sein, dass ich unsicher-abhängig gebunden bin; dass ich wahrscheinlich zu oft in meiner frühesten Kindheit zu lang allein gelassen wurde, dass ich mich aber daran als Erlebnis nicht erinnern kann und dass hier und jetzt, allein zu sein, meine Verlassenheitspanik wachruft.

- *Bin ich schmerzblind?*

Spüre ich meinen Schmerz nicht, wenn ich durch andere verletzt bin, von meiner Partnerin oder von meinem Partner verlassen werde, meine Arbeit verliere? Kann ich mich gar nicht erinnern, wann ich zum letzten Mal geweint habe? Weine ich in der Psychotherapiestunde nie? Habe ich so trockene Augen, dass mir der Augenarzt, den ich wegen Jucken und Brennen meiner Augen aufsuche, mir Augentropfen, oder wie er vielleicht schmunzelnd sagt, »künstliche Tränen« verordnet? Spüre ich nur Schmerzen in meinem Rücken oder nur Kopf- und Gliederschmerzen und keine Schmerzen in Beziehungen? Weine ich nicht, wenn andere weinen? Fühle ich keinen Mitschmerz, wenn ich miterlebe, dass sich mein Kind verletzt, weint, oder wenn eine andere oder ein anderer verletzt werden, eine Mutter um ihr verletztes oder getötetes Kind weint? Wird mir vorgeworfen, ich wäre kalt? Lache ich in Augenblicken, in denen ich eigentlich traurig sein müsste, in denen ich davon spreche, verletzt, getäuscht, benachteiligt, übergangen, belogen, geschieden und enttäuscht worden zu sein? Oder muss ich bei der Beerdigung eines Familienangehörigen lachen? Spüre ich, wie ich ein Lachen aufsetze, wenn ich Bekannte treffe? Wird mir erzählt, ich war ein fröhliches Kind, obwohl ich unglücklich war?

... dann kann ich davon ausgehen, dass ich schmerzblind bin, dass ich keinen Trost von anderen erwarte und mich durch Beziehungsschmerz außerordentlich bedroht fühle. Ich kann vermuten, dass ich zu oft ungetröstet geblieben bin, dass ich zu viel verloren und erlitten habe, als dass ich meinen Schmerz hätte ertragen können.

- *Bin ich ärgerblind?*

Fühle ich meinen Ärger nicht, wenn ich angegriffen oder bevormundet werde? Erlebe ich in der Arbeit, dass mir mehr aufgebürdet wird als anderen? Werde ich von Mitarbeitern gemobbt? Rechtfertige ich mich schnell, auch wenn ich mich nicht verteidigen muss? Reagiere ich bei Auseinandersetzungen mit Schuldgefühlen, statt ärgerlich zu werden? Oder reagiere ich bereits dann, wenn ich angesprochen werde, als ob ich angegriffen wäre, und werde laut, ohne meinen Ärger zu spüren? Habe ich es deshalb schwer, im Team zu arbeiten?

... dann kann ich annehmen, ärgerblind zu sein. Wenn ich meinen Ärger nicht mehr bewusst spüre, kann ich davon ausgehen, zu sehr in meinen ärgerlichen Reaktionen abgestraft worden zu sein. Habe ich verlernt, Nein zu sagen, kann ich meine Grenzen nicht angemessen wahren und mich nicht schützen, wenn ich angegriffen werde.

- *Bin ich gefühlsblind für den Ärger anderer?*

Spüre ich bei meiner Frau, meinem Mann, meinen Kolleginnen nicht, dass sie ärgerlich auf mich sind, obwohl ich weiß, dass ihre Worte, mit denen sie mich beschimpfen, ärgerlich sind wie »du Depp, du Idiot, du Esel, du verkalkter Greis?« Spüre ich nicht, wenn andere

mich bevormunden? Fühle ich keinen Ärger, wenn sich andere beim Bäcker oder Metzger vordrängeln, obwohl sie später gekommen sind? Fühle ich mich nur unsicher oder schuldig statt ärgerlich? Beginne ich mich zu rechtfertigen, statt klar Nein zu rufen? Oder erinnere ich mich, als Kind keinen Ärger gespürt zu haben oder den tobenden, betrunkenen Vater nicht als ärgerlich empfunden zu haben, sondern einfach nur, dass er schreit?
... dann kann ich annehmen, nicht nur ärgerblind für meinen, sondern auch für den Ärger anderer zu sein, dass ich große Ängste habe, selbst ärgerlich zu werden, dass ich im Ärger abgestraft wurde und hilflos ausgeliefert war.

- *Bin ich jähzornig?*

Kann ich bei großem Ärger völlig unkontrolliert reagieren, gerate ich damit in erhebliche Schwierigkeiten mit meiner Familie oder mit meinen Berufskolleginnen, nehme ich meinen Ärger erst im Augenblick wahr, indem ich die Kontrolle verliere und mein Ärger mich völlig beherrscht? Platze ich bei Auseinandersetzungen mit anderen plötzlich unverhältnismäßig ärgerlich oder wütend heraus, ohne mich vorher ärgerlich gefühlt zu haben, bereue ich anschließend, meinen Kontrahenten, meine Frau, meinen Mann, meine Kinder, meine Kollegen zu heftig angegriffen zu haben und schäme mich dafür?
... dann bin ich nicht nur blind für meine ärgerlichen Gefühle in vielen Alltagssituationen, sondern verliere auch meine Fassung, wenn ärgerliche Anlässe stärker werden, und werde von meinem Ärger beherrscht, statt ihn zu beherrschen und zu nutzen.

- *Bin ich angstblind?*

Lebe ich mit vielen Ängsten, z. B. verlassen zu werden, etwas schlecht zu machen, wertlos und nicht liebenswert zu sein, hässlich zu sein? Werde ich aber unkontrolliert ärgerlich mit Angehörigen oder auch mit Fremden auf der Straße, im Verkehr, fange ich Streit an, schreie andere an, verlasse ich wütend das Elternhaus, rufe ich z. B. als

Fahrradfahrerin neben einem Lkw dem Fahrer Vorwürfe zu und spüre dabei keinerlei Angst, ich könnte mich gefährden und die Beziehung zerstören?
... dann bin ich teilweise im Ärger angstblind und ich nutze meinen Ärger nicht angemessen. Mein Ärger macht mich blind für die Gefahren, denen ich mich aussetze, wenn ich andere angreife.

- *Bin ich zu früh nach meiner Geburt und zu streng oder mit Gewalt erzogen?*

Bin ich zwanghaft perfektionistisch ordentlich, sauber, sparsam und folgsam, schwöre ich auf große Hygiene, z. B. wenn ich die Hände wasche oder Essen zubereite, bin ich bei eigenen Initiativen unsicher, ängstlich und zweifele ständig, mich falsch zu entscheiden oder Fehler gemacht zu haben, setze ich meine Vorhaben nicht wie geplant um, schiebe ich viele Erledigungen auf, widerspreche ich zugleich zwanghaft, spontan und schnell anderen, wenn diese sich äußern, selbst Initiativen ergreifen und tätig werden wollen? Trete ich auch untertänig, unsicher, schwach und unfrei auf, frage ich unablässig andere um Erlaubnis mit »darf ich«, auch wenn ich selbst unabhängig und frei als freie Frau oder als freier Mann entscheiden kann, spreche ich ständig davon, zu müssen und zu sollen, statt mein Wollen zu sagen, habe ich Schwierigkeiten, deutlich Nein zu sagen und mich abzugrenzen, trete ich gegenüber Schwächeren taktlos auf und habe Mühe, bei näherstehenden anderen anzuklopfen und um ihre Einwilligung zu fragen, bin ich gegenüber den Kindern streng und kann mich teilweise nicht beherrschen und schlage sie, entwickle ich – vor allem in der Pubertät – quälende Zwänge?
... dann kann ich sicher sein, eine zu strenge, vielleicht gewalttätige Erziehung bereits im Baby- und Kleinkindalter erlitten zu haben und eine zu früh mit Strenge und Gewalt Gezwungene oder ein zu früh Gezwungener zu sein.

- *Neige ich dazu, wegzuhören und zerstreut zu reagieren?*

Galt ich als Schulkind als verträumt, unaufmerksam? Kann ich mir in Gesprächen schwer merken, worüber im Einzelnen gesprochen wird und wurde? Gerate ich deshalb mit anderen privat oder beruflich aneinander? Denke ich, Konzentrationsschwierigkeiten zu haben? Heißt es, ich hätte ADS?

... dann ist gut denkbar, dass ich zuzuhören als Zwang erlebe und deshalb völlig unbewusst ganz schnell weghöre und an anderes denke.

- ***Bin ich ein Widerspruchsgeist? Lasse ich mich nicht auf das ein, was andere gerade sagen?***

Neige ich zu ständigem Widersprechen, egal, was mir gesagt wird? Bin ich fürs Widersprechen bekannt? Streite ich deshalb mit anderen, die sich dagegen verwahren, dass ich ständig widerspreche? Bemerke ich nicht, wenn ich blitzschnell mit Wenn und Aber antworte? Antworte ich nicht auf eine mir gestellte Frage, sondern auf eine andere, die nicht gestellt wurde? Sage ich beispielsweise auf die Frage des anderen, »kann ich anfangen?« mit »ich bin da!«

... dann bin ich ein Widerspruchsgeist! Unbewusst erlebe ich mich gezwungen, was mir gesagt wird, annehmen, übernehmen, akzeptieren und genau so vertreten zu müssen, und deshalb widerspreche ich und lehne ich ab, wozu ich mich irrtümlich gezwungen fühle.

- ***Bin ich perfektionistisch?***

Bin ich mit mir und dem, was ich erledige, oft unzufrieden? Lege ich mir genauestens zurecht, wie ich bei der Lösung einer Aufgabe vorgehen werde, was ich zu berücksichtigen habe, verliere ich dadurch Zeit, die ich eigentlich für mein Vorhaben bräuchte? Achte ich genauestens auf die Uhr? Bin ich außer mir, wenn das Essen nicht immer auf die Minute pünktlich zur gleichen Zeit auf dem Tisch steht? Wage ich riskante Fahrmanöver, um auf die Minute genau in der Therapiestunde zu sein, ordne ich meinen Schreibtisch immer in gleicher Weise und aufs Genaueste? Liegen meine Bleistifte und Kulis immer streng parallel nebeneinander? Müssen die Handtücher im Bad immer gerade hängen und nach Farben sortiert werden? Dulde ich in meinen Büchern und Heften keine Eselsohren? Muss meine Krawatte immer exakt sitzen? Beseitige ich das kleinste Stäubchen

auf meiner Kleidung sofort und aufs Genaueste? Habe ich mir die Mülltrennung zur Regel gemacht und leide, wenn die Silberfolien aus den Verpackungen oder die Joghurtbecher nicht ganz sauber im gelben Sack verschwinden? Müssen meine Möbel immer genau an der gleichen Stelle in der Wohnung stehen? Decke ich sie mit Packpapier ab, wenn ich drei Wochen in die Ferien fahre? Lege ich alte Zeitungen auf dem Boden aus, wenn mir eine neue Waschmaschine ins Bad getragen wird? Wasche ich mir die Hände oft und befürchte, Dreck zu übertragen? Drehe ich jeden Pfennig zweimal herum, ehe ich ihn ausgebe? Habe ich einzelne dieser Züge neben meinem Hang, endlos zu sammeln und in meiner Sammlung in chaotischem Durcheinander und ohne Chance zu putzen über Jahre zu leben?
... dann kann ich sicher sein, neben meinem Machichnichtmuster auch ein perfektionistisches Ordnungsmuster zu leben.

- *Bin ich untertänig?*

Macht mich die Begegnung mit Autoritätspersonen oder mit Fremden oft übermäßig unsicher, fühle ich mich häufig unterlegen, neige ich dazu, häufig zu fragen »darf ich«, äußere ich mich regelmäßig mit »ich möchte« statt mit »ich werde« oder »ich will«, auch wenn ich mein Gegenüber nicht direkt um etwas bitte, zögere ich, meinen Platz in der Warteschlange beim Bäcker zu behaupten, und werden andere, die später gekommen sind, oft vor mir bedient?
... dann liegt nahe, dass ich, folgsam und untertänig zu sein, als Kind zu meiner zweiten Natur gemacht habe.

- *Bin ich herrschsüchtig?*

Verlange ich gegenüber meinem Mann oder gegenüber meiner Frau und vor meinen Kindern regelmäßig, dass ich das Sagen habe, fordere ich, dass sie meine Vorschläge widerstandslos ausführen, muss ich immer recht behalten, belehre ich als Autofahrer andere mit drohenden Gesten oder steige ich an der nächsten roten Ampel zürnend aus, um sie zurechtzuweisen, und behaupte regelmäßig, dass ich richtig und die anderen schlecht gefahren sind, vertrete ich meine

Widersprüche entschieden und verlange, der andere solle meine Auffassung übernehmen? Habe ich Schwierigkeiten mit meinen Untergebenen, gerate ich öfter mit dem Personalrat aneinander, weil ich Untergebenen zu viel zugemutet habe?
... dann habe ich auch eine herrschsüchtige Seite, dann habe ich die Strenge in meiner Erziehung als Kind übernommen, dann bin ich Schwächeren gegenüber, z. B. im Betrieb, überzogen streng, unabhängig davon, dass ich in anderen Situationen unangemessen untertänig bin.

- *Zweifle ich zwanghaft?*

Bin ich bei meinen Entscheidungen und mit dem, was ich tue, von Zweifeln geplagt, ob ich auch richtig oder gut genug gehandelt habe, werde ich bei der Erledigung meiner beruflichen Aufgaben regelmäßig unsicher und wiederhole Rechnungen und gehe die Aufstellungen und Lösungen meiner Aufgaben mehrfach durch und gerate ich dadurch in erhebliche Zeitnot, spüre ich meinen Ärger, aber werde unsicher, ob ich ein Recht habe, mich zu wehren und abzugrenzen? Bin ich schnell unsicher, ob das, was mir angeboten wird und für mich getan wird, auch gut ist, ob sich das, was ich kaufe, auch lohnt, gekauft zu werden, ob die Reise, die ich gebucht habe, eine gute sein wird, die Begegnung mit Freunden wirklich gelohnt hat?
... dann gehört zu zweifeln zu meinem Charakter. Ohne zu wissen warum fürchte ich, gerügt, bestraft, benachteiligt zu werden oder durch falsche Lösungen zu Schaden zu kommen.

- *Habe ich Zwänge?*

Grüble ich lange über mögliche Fehler nach? Drehe ich mich in meinen Grübeleien im Kreis? Muss ich bestimmte Handlungen ständig wiederholen, muss ich mich wiederholt waschen, muss ich mir die Haare immer wieder nach dem Shampoonieren spülen, mehrmals am Tag duschen, endlos Staub putzen, die Lichter im Haus nach bestimmten Regeln und in bestimmter Reihenfolge löschen, immer wieder nach dem Wasserhahn schauen, ob er wirklich zugedreht ist,

die Tür beim Verlassen des Hauses zweimal, dreimal, zehnmal kontrollieren, ob sie wirklich verschlossen ist, entwickle ich riesige Ängste, dass ich selbst oder meine Angehörigen oder Fremde Schäden erleiden, wenn ich die Rituale nicht genau ausführe?
... dann habe ich eine Zwangsneurose!

- *Neige ich zur Magersucht?*

Habe ich in der Pubertät angefangen, mein Gewicht zu kontrollieren, und festgestellt, viel zu dick und abstoßend hässlich zu sein, stelle ich mich immer wieder auf die Waage, fühle ich mich bedroht, wenn ich nicht abnehme oder wenn ich 150 Gramm zugenommen habe, bin ich bei vielen Gelegenheiten in der Begegnung mit anderen im Alltag überzeugt, fett, abstoßend und vollgefressen zu sein, widert mich zu essen an?
... dann kann ich sicher sein, dass ich unter Magersucht leide.

Wir haben uns in verschiedene Störungen eingeordnet und helfen uns selbst:

Wir helfen uns jetzt bei den Schwierigkeiten, die wir uns genauer angeschaut haben und die uns wichtig sind. Wir beschränken uns auf »eine« Notlösung, die zu ändern wir am wichtigsten finden. Wir suchen sie uns aus der folgenden Aufstellung heraus und lernen über Wochen oder Monate, uns zu ändern. Wir üben, uns neu zu verhalten. Wir tauschen uns mit unseren Begleitern in unserem Lernprojekt oder unseren Begleitern in den Gruppen aus, wenn wir bereits eine besuchen, oder mit unserer Therapeutin oder unserem Therapeuten. Wir vergleichen unsere Erfahrungen und bestärken uns gegenseitig. Wir bringen sie in unsere Therapie ein, sprechen über das, was uns gelingt, und über das, was uns nicht gelingt.

Selbsthilfe, wenn wir depressiv sind

- *Selbsthilfe allgemein, wenn wir depressiv sind*

Sind wir depressiv, dann wissen wir, dass wir die schlimmen, oben beschriebenen depressiven Zustände in unserem emotionalen Gedächtnis in uns tragen. Sie gehören zu uns. Wir werden sie niemals los. Dieses Wissen erschreckt uns gehörig. Aber wir sind uns bewusst, Depression »holt uns nicht ein«, wir »fallen auch in kein schwarzes Loch«. Wenn wir aktuell keinen Schicksalsschlag erlitten haben, ist depressive Stimmung ein wachgerufener Zustand und nicht gegenwärtig verursacht, sie ist »ausgelöst«. Wir können verschiedene Auslöser für die Aktivierung unserer depressiven Stimmung haben. Sind wir schwerer depressiv, genügt der morgendliche Cortisolanstieg (das Nebenierenrindenhormon) im Blut oder die Nähe zu unseren nächtlich wachgerufenen niederschmetternden Gefühlszuständen, wenn wir träumen, um uns morgens schwer depressiv, wertlos, schuldig und verzweifelt zu fühlen. Allgemein kann alles, was uns schwächt und an die Entbehrung von guter Zuwendung erinnert, uns in unglückliche und verzweifelte Stimmungen versetzen. Das kann sein, wenn wir müde oder akut krank sind, enttäuscht bei unserer beruflichen Arbeit, wenn wir vom Partner oder den Kindern kürzer oder länger getrennt sind oder auch allein, wenn wir unser freies Wochenende haben und die Struktur der Arbeitswoche wegfällt. Auch bei schönem Wetter, wenn andere sich freuen können, können wir völlig unbewusst in unsere depressive Verfassung umschalten.

Versuchen wir unbewusst durch unsere verschiedenen Notbehelfe, unsere zwanghaften Aktivitäten, unsere Sucht unseren grundlegenden depressiven Zustand aufzuwiegen, genügt eine Unterbrechung in unserem süchtigen Verhalten, um uns tief unglücklich zu stimmen. Natürlich machen uns aktuelle schwerwiegende Belastungen, Trennungen und Verluste wie bei Krankheit, bei Tod von Angehörigen oder bei Scheidung hilflos, traurig und schmerzerfüllt. Sie rufen auch unsere depressiven Stimmungen wach. Wir fühlen uns dann depressiv und können nicht trauern. Wir suchen und finden keinen Trost bei anderen.

Wenn wir uns in unseren Stimmungen und in unseren Stimmungswechseln genauer beobachten, sprechen wir uns darüber mit unserer Therapeutin oder unseren Freunden und in der Gruppe mit anderen Gruppenmitgliedern aus. Dann gelingt uns im Laufe der Zeit zu erkennen, welches die Auslöser für unseren depressiven Zustand sein können. Wir können uns dann sagen und auswendig lernen, dass das aktuelle Erlebnis, die Müdigkeit, die Wochenendtrennung von unserer Arbeit, der Verzicht, z. B. zu sammeln oder uns vollzustopfen, oder auch schwerwiegendere Trennungen und Belastungen nur Ursachen für unseren Stimmungsumschwung sein können, aber nicht die Ursachen für unsere depressive Stimmung. Wir können uns dann auf die naheliegende und ursprüngliche Ursache für unsere unglückliche Verfassung besinnen. Wir können vermuten, die Ursache ist ein für uns als Baby überwältigender und verzweifelnder Mangel an ausreichender, tröstender Zuwendung. Da uns bewusste Erinnerungen an die schwerwiegenden Mangelerfahrungen als Kleinkind fehlen, ist uns nicht möglich gewesen, über diesen früh erfahrenen Verlust an ausreichender Zuwendung zu trauern. Wir denken an den erlittenen, grundlegenden Mangel an Zuwendung und lernen, uns selbst mehr zu lieben und uns mit all unserem Können und all unseren Schwächen anzunehmen, wie wir sind. Wir lassen uns auf andere ein, wir wenden uns anderen zu, wir entdecken unsere Liebe zu ihnen, wenden sie sich uns zu, werden wir zurückgeliebt, lernen wir, uns selbst zu bejahen und zu lieben. Wir erleben, mit anderen darüber zu sprechen hellt uns auf. Wir bauen unsere Notbehelfe, unsere Überlebenstechniken Schritt für Schritt ab. Wenn wir gegenwärtig keinen Grund haben, setzen wir uns nicht mehr herab, beschuldigen uns nicht mehr, beschämen uns nicht mehr, zweifeln nicht mehr unablässig an uns und verletzen uns nicht mehr.

▶ **SELBSTHILFE DURCH LERNEN**

Für diese Selbsthilfe nehme ich mir besonders viel Zeit. Ich spreche über jeden einzelnen Punkt mit anderen und lerne ihn auswendig. Dadurch denke ich auch in der verzweifelten Verfassung schneller daran.

- Depressive Stimmungen sind wachgerufene Stimmungen! Hier und jetzt erlebe ich meist »nur« Auslöser für diese fest im emotionalen Gedächtnis gespeicherten Zustände.
- Ich weiß, dass alle eingreifenden Schwächungen wie Hormonschwankungen, Krankheit, Verlust durch Tod oder Scheidung und durch andere Lebenskrisen Depressionen wachrufen können.
- Ich kann mich durch vielerlei Aktivitäten gegen ihr Wachwerden schützen. Dazu habe ich intuitiv meine Notlösungen entwickelt.
- Ich weiß, dass ein Mangel an Zuwendung in meinem frühesten Leben eine zentrale Ursache für meine Zustände ist. Ich wende mich anderen zu und lerne mich und andere zu lieben. Ich bin ermutigt, die Notbehelfe mit ihren unerwünschten Nebenwirkungen einzuschränken und statt ihrer die Verbindung zu anderen zu suchen. Alle Selbstzuwendungen und Betäubungen in den Notlösungen können mir nicht das geben, was ich in gelingenden Beziehungen finden, bekommen und schließlich selbst geben kann.
- Erfahrungsgemäß ist die Chance für mich heute im Vergleich zu mir als vernachlässigtem Kind groß, in Beziehungen Zuwendung zu erfahren. Deshalb ist die wichtigste Selbsthilfe die, mich mehr auf Beziehungen einzulassen.
- Die Selbsthilfegruppe ist oft wichtig und hilfreich. Genauso hilfreich sind spontane oder regelmäßige Begegnungen mit anderen an anderen Orten und in Vereinen, in denen ich offen über mich und für die anderen sein kann. Auch die therapeutische Beziehung kann ein guter Start sein.
- Ich ersetze die Notbehelfe, mit denen ich die Aktivierung depressiver Stimmungen verhindere – mich in zwanghaften Sport oder zwanghaft in Arbeit zu stürzen oder mich und meine Wohnung vollzustopfen oder mich zu betäuben –, schrittweise durch die Zuwendung von anderen, mit anderen und für andere.

- Zuwendung von anderen zu bekommen geht damit einher, mich anderen zuzuwenden. Zu geben ist zu bekommen! Ich gehe Verbindungen zu anderen ein, die mir helfen können, mein Wissen über mich zu vertiefen, die mir beistehen können, über die erlittenen Verluste und den tiefen Mangel an ausreichender Zuwendung als Kind zu trauern. Ich helfe ihnen im Austausch, sich selbst auch besser zu verstehen.
- Das ist in Therapien nicht anders, nicht nur ich selbst verändere mich, sondern auch mein Therapeut wagt, sich zu verändern.
- Ich gehe Verbindungen zu anderen ein, statt mich zu isolieren und mit den Notlösungen über Wasser zu halten und unerträgliche Hilflosigkeit und riesigen Schmerz zu betäuben.

- ***Selbsthilfe, wenn wir nicht mehr zwanghaft arbeiten, Sport treiben, einkaufen und sammeln wollen***

Das Wichtigste ist eben gesagt und heißt: Verbindungen aufsuchen, Bindungen eingehen, Begegnungen wagen, gemeinsam und allein umlernen. *Das heißt auch, bei zwanghafter Arbeit* weniger zu arbeiten, Kontakte auch zu Fremden aufzunehmen, Pausen einzulegen, Freizeit mit anderen in der Familie und außerhalb zu wagen. *Das heißt bei zwanghaftem Sport*, weniger zu trainieren, mit anderen aktiv zu sein, Zeit nach dem Sport gemeinsam zu verbringen.
Das heißt bei zwanghaftem Shopping, innezuhalten, bei jedem Kaufgegenstand und bei jedem Supersparangebot zu fragen, brauchen wir das jetzt? Oder benötigen wir das, um unsere Gefühle von Entbehrung und Mangel, die wir aus früherer Entbehrung in uns tragen, jetzt zu betäuben, um Zustände voller Leere zu vermeiden, um unsere Gier aus ungestillter Sehnsucht nach Halt und Geborgenheit zu stillen? Wofür brauchen wir gleich zwei oder drei davon? Außerdem helfen wir uns, uns mit weniger Dingen zu begnügen, wenn andere uns begleiten, wenn wir mit ihnen einen Kaffee trinken gehen und plaudern, statt uns im Kaufhaus aufzuhalten, und uns mit Schnäppchen beladen.

Das heißt bei zwanghaftem Sammeln, dass wir uns auf der Sperrmülltour ebenfalls bei jedem Gegenstand fragen, brauchen wir den jetzt? Wir helfen uns, weniger zu kaufen und zu sammeln, wenn wir daran denken, wie oft wir uns täuschen und schon getäuscht haben, »dass wir das später einmal gut brauchen können« oder »dass wir das Freunden schenken werden«. Vieles haben wir nie mehr angerührt, vieles haben wir nicht einmal ausgepackt. Vieles habe wir nie verschenkt. Wir erinnern uns, dass wir nicht in der Nachkriegszeit leben, dass wir viele Gegenstände kaum mehr reparieren lassen können, also bei Störungen nur sinnvoll ist, kaputte Radios, Kameras, Toaster usw. wegzuwerfen. Wir wissen, wir füllen mit all den Gegenständen und all den Lebensmitteln im und vor dem Kühlschrank oder in der ganzen Wohnung unseren unstillbaren Hunger aus großem Mangel und schlimmer Entbehrung, weil wir nicht ausreichend gehört und verstanden wurden, wir in unserem hilflosesten Alter dringend Zuwendung gebraucht hätten.

- ***Selbsthilfe, wenn wir Gesammeltes nicht entsorgen und wegschaffen können***

Zentral ist, dass wir uns erinnern, unser Schmerz, wegzugeben und zu entsorgen, ist ein »wachgerufener« Trennungsschmerz aus frühkindlicher Verlassenheit. Wir schauen uns genau an, was wir durch das Weggeben eines Gegenstands aus unserer Sammlung tatsächlich an Einbuße erleiden. Wir können dann die Techniken, die in der Literatur[4] empfohlen werden, bei der Entsorgung und Räumung anwenden. Wir achten darauf, dass wir zuallererst die Entscheidung behalten, was entsorgt wird. Wenn wir uns mit Helfern, die uns wohlgesonnen sind, über das, was uns wichtig ist, verständigt und uns abgesprochen haben, was weg kann, können wir mehr und mehr den Helfern die Entscheidung mit überlassen wegzuräumen, was sie sinnvoll finden.

4 Z. B. Von Wedel, W. (2002): Die Arbeit des H-TEAM e. V. mit Messies. Vortrag in der Dokumentation der Fachtagung Göppingen des Fördervereins zur Erforschung des Messie-Syndroms. Blomberg
Felton, S. (2000): Endlich weg mit dem Ballast. Moers: Brendow.

- ***Selbsthilfe, wenn wir nachts den Kühlschrank leer essen***

Wir machen uns klar, wenn wir uns dicker und dicker essen, dass wir als Baby wahrscheinlich zärtliche und wärmende Hände und beruhigende Nähe nur bei der Fütterung erlebt haben. Dass unser Gefühl, ohne Fressorgie zu verhungern, mit dem Mangel an Zuwendung zumindest als Baby und Kleinkind zu tun hat. Wir verstehen, dass wir »Süßes« hier und jetzt so lieben, weil wir uns in unserem innerlichen Hunger damit trösten. Wir ziehen daraus die Konsequenz, nicht mehr zurückgezogen und allein zu essen, sondern in der Gemeinschaft mit anderen. Wenn wir uns Nähe und Freundlichkeit und Zärtlichkeit von anderen holen, statt uns vollzustopfen, werden wir nicht mehr aufs Essen zurückgreifen und fassungslos erleben, wie wir dicker und dicker werden. Oder wir werden nicht mehr uns nach dem Essen den Finger in den Mund stecken, um zu erbrechen. In der Gemeinschaft mit anderen gleichen wir die Gefühle der Leere und des Heißhungers aus. Dann können wir offen darüber sprechen und uns mit anderen austauschen, was uns fehlt oder was wir zum Kotzen finden z. B. bei all denen, von denen wir uns gestopft fühlen. Dann werden wir den schweren Weg abzunehmen leichter gehen.

- ***Selbsthilfe, wenn wir uns mit Fernsehen, Internet und Sexseiten vollstopfen***

Das heißt, wenn wir mit anderen Verbindungen eingehen, mit anderen zusammen sind, mit anderen Schönes unternehmen, laufen wir nicht mehr so schnell Gefahr, uns mit Fernsehen, Internet und Sexseiten vollzustopfen.

- ***Selbsthilfe, wenn wir von Tabletten, Nikotin, Alkohol und Drogen loskommen wollen***

Das heißt, wenn wir von Tabletten, Nikotin, Alkohol und von Drogen abhängig sind und von ihnen loskommen wollen, dass wir uns nicht mehr schämen, dass wir süchtig sind und dass wir täglich Hilfe in Gruppen mit Gleichgesinnten und Gleichbelasteten suchen.

Selbsthilfe, wenn wir Notlösungen ablegen wollen
Wir wissen um die Ursachen und schämen uns nicht mehr, unersättlich und raffgierig zu sein. Wir beschuldigen uns nicht mehr, disziplinlos und faul zu sein. Wir trauern um all die erlittene Entbehrung und den Mangel an Zuwendung und die erfahrene Strenge und Gewalt als Kind, und wir tauschen uns mit anderen darüber aus und sind dadurch getröstet. Dann sind wir nicht mehr darauf angewiesen, mit Alkohol oder Drogen unseren Schmerz und unsere Scham, unsere Schuldgefühle zu betäuben. Unser Wissen erleichtert uns, Hilfe auch in AA-Gruppen zu bekommen und auf andere zuzugehen.

- *Selbsthilfe bei drohenden staatlichen Eingriffen*

Drohen staatliche Eingriffe in unsere Wohnung oder in unser Anwesen, bei drohendem Entzug des Sorgerechts für unsere Kinder, bei drohender Betreuung werden wir uns nicht mehr schuldig und beschämt verstecken, sondern die Hilfe anderer in Anspruch nehmen, uns über unsere Rechte kundig machen und uns erfolgreich schützen. Wir nehmen Verbindungen zu Selbsthilfeorganisationen und zu sozialen Einrichtungen auf.

SELBSTHILFE DURCH LERNEN

Ich wiederhole, lerne auswendig, ich suche Verbindungen auf, gehe Bindungen ein, wage Begegnungen, lerne gemeinsam und allein um. Ich arbeite weniger, trainiere weniger, halte inne im Kaufrausch, frage mich, brauche ich das alles, und brauche ich es jetzt nicht, dann nein. Ich verkleinere meine Sammlung Stück für Stück, behutsam lege ich die Dinge weg, ersetze sie durch Begegnungen mit anderen. Ich esse nicht mehr bis zum Platzen oder Erbrechen, meine innere Leere fülle ich mit Begegnungen mit anderen. Ich schäme mich nicht mehr für meine Notbehelfe, ich öffne mich, ich tausche mich mit anderen über mich, meine Zustände, meine Schmerzen, meine Trauer aus. Bin ich bedroht durch Ämter und Gerichte, nehme ich Hilfe in Anspruch und schütze mich und meine Angehörigen vor Eingriffen und gewaltsamer Zerstörung meiner Bindungen zu meinen Kindern und die gewaltsame Beseitigung meiner Sammlung.

Selbsthilfe, wenn wir unsicher gebunden sind

- ***Begrüßungen, Begegnungen, Freundschaften und Verbindungen offen und vertrauensvoll wagen***

Wir wissen aus der oben beschriebenen Theorie, dass wir unser Bindungsmuster mit dem Sprechen als Kleinkind bereits gelernt haben und dass wir meistens von der Mutter und den Eltern übernehmen, wie wir uns später in Beziehungen verhalten. Uns ist bewusst, dass wir uns verschließen oder anderen nur unverbindlich begegnen und dass wir dies früh in unserem Leben gelernt haben. Wir haben erfahren, dass wir uns dagegen schützen, abgewiesen zu werden, wenn wir hoffnungsvoll und freundlich auf andere zugehen wollen. Wir wissen, dass wir heute, hier und jetzt – vorausgesetzt, wir leben in einer friedlichen Gesellschaft – darauf nicht mehr angewiesen sind. Wir gehen weiter unseren Weg, offener zu werden, Informationen anderer wie die in diesem Buch an uns heranzulassen, auf andere zuzugehen und uns einzulassen, Verbindungen mit Bekannten zu pflegen und uns auszutauschen. Wir trainieren, auf Vorschläge anderer einzugehen, uns zu treffen, gemeinsam ins Kino zu gehen, eine Wanderung zu machen, einander zu helfen.

Sind wir schon lange Single oder können wir uns nur auf eine Frau oder einen Mann einlassen, wenn sie oder er verheiratet ist, oder wagen wir sexuelle Beziehungen nur zu Prostituierten oder begnügen uns mit sexuell erregenden, pornografischen Bildern auf dem Bildschirm, dann wissen wir, dass wir offensichtlich von unserer Angst getrieben sind, in einer verbindlichen Zweierbeziehung vereinnahmt und beherrscht zu werden. Mit diesem Wissen wagen wir, wenn wir es wollen, uns auch auf ungebundene Partnerinnen und Partner einzulassen, Beziehungen zu zweit auszuprobieren und mit Beziehungen zu experimentieren. Das heißt, wir öffnen uns gegenüber anderen, wir fürchten nicht mehr, als Sonderlinge angesehen zu werden, wir wagen uns auszutauschen, wir lassen zu, beschenkt zu werden, und schenken auch selbst.

In unserer Ehe und unserer Partnerschaft und gegenüber unseren Kindern üben wir, offener zu werden. Wir sprechen von dem, was wir erlebt haben, wie wir denken, wie wir uns fühlen, was wir vorhaben, was uns schmerzt, was uns ängstigt. Wir prüfen, ob unsere sexuelle Verweigerung aus dem Gefühl kommt, zur sexuellen Liebe gezwungen zu sein. Wir ändern uns, wir werden sexuell zugänglicher und wagen, mit unserer Partnerin oder unserem Partner neue und offenere Wege im sexuellen Austausch zu gehen. Belasten wir unser Familienleben, weil wir streng, herrschsüchtig und rechthaberisch auftreten, üben wir mehr Toleranz und mehr Achtung vor den anderen und ihren Grenzen ein.

- ***Selbstständigkeit, Unabhängigkeit, Einkäufe und Reisen auch allein wagen***

Leiden wir unter starken Trennungsängsten, werden wir unruhig, wenn unsere Frau später als erwartet nach Hause kommt, werden wir sehr schnell aktiv und versuchen, sie telefonisch zu erreichen, dann erinnern wir uns daran, dass wir anscheinend als Kind zu oft allein gelassen wurden, wenn wir auf fürsorgliche Nähe angewiesen waren. Wir bleiben in unserer Angst ruhig, wir überprüfen, was uns drohen könnte, wenn die Partnerin zwei Stunden später kommt als geplant, wir sagen uns, dass wir bei einem schwereren Unfall, den sie erlitten haben könnte (auch wenn wir das für eher unwahrscheinlich halten), sicher bald polizeilich unterrichtet würden. Wir werden aktiv und denken bewusst daran, dass unser Gefühl hilfloser Angst daher kommt, dass wir als Kind zu oft allein gelassen worden sind. Uns gelingt bereits, aktiv zu werden, wenn wir über die Situation und ihre uns bereits aus der Theorie bekannten Hintergründe nachdenken. Als zu früh Verlassene laufen wir in allen Situationen, in denen wir heute, hier und jetzt eine Trennung erfahren, Gefahr, eine heute nur innerlich begründete Verlassenheitspanik zu erleiden. Wir erinnern uns auch an Konflikte mit unserer Partnerin, weil wir sie oft, kaum kommt sie nach Hause und stoppt unsere wach gewordene Verlassenheitspanik, selbst abweisen und »verlassen«, indem wir uns in unser Zimmer zurückziehen und sie sich selbst überlassen. Wir wissen, dass wir andere oft aktiv abweisen und allein lassen, um uns aktiv und nicht hilflos, passiv und ausgeliefert fühlen zu müssen. Damit verschlechtern wir unsere Beziehung. Wollen wir, dann werden wir das ändern. Uns ist bewusst, dass wir unsere Trennungsängste aktivieren können, wenn wir uns von Dingen aus unserer Sammlung trennen. Erst einmal werden wir das so erleben, als ob die Trennung vom Ding uns übermäßig hilflos und verlassen stimmte. Unsere wach werdende Trennungsangst erleben wir erst einmal als gegenwärtig! Wach werdende Gefühlszustände erkennen wir unmittelbar nicht als das, was sie sind, nämlich früher einmal erlebte Zustände, die aktuell erinnert werden. Wir erleben sie überhaupt nicht als in Wirklichkeit längst überstandene Angstzustände. Wir unternehmen jetzt selbst das eine oder andere allein, wir wagen, auch einmal allein zu verreisen, und machen uns so unabhängiger.

SELBSTHILFE DURCH LERNEN

Ich erinnere mich und weiß, dass ich meine Ängste in meiner Kindheit gelernt habe. Ich überwinde sie, gehe auf andere zu, tausche mich aus. Ich kann mich schützen, wenn ich vereinnahmt oder beherrscht werden sollte. Ich lerne, mich freundlich abzugrenzen, experimentiere damit, mich auch auf Beziehungen einzulassen mit Frauen oder Männern, die nicht gebunden sind. Wage mich offener mit meinen Familienangehörigen auszutauschen. Fühle ich Verlassenheitsangst, weiß ich, ich bin gegenwärtig als Erwachsener nicht gefährdet, nicht hilflos allein. Ich kann jederzeit mit anderen vielfältige Verbindungen aufnehmen.

Selbsthilfe, wenn wir gefühlsblind sind

- ***Wenn wir blind für Schmerz und Ärger sind***

Haben wir den Eindruck gewonnen, gefühlsblind gegenüber unserem Schmerz oder Ärger zu sein, werden wir vermehrt darauf achten, was wir in Augenblicken, in denen andere Schmerz oder Ärger zeigen, empfinden. Stellen wir die bisweilen große Kluft fest zwischen dem Schmerz, von dem wir gerade anderen erzählen, und unserem unwillkürlichen Lachen oder unserer spontanen Verlegenheit, können wir einüben, nicht zu lachen, sondern unseren Schmerz genauso wie zu weinen zuzulassen. Wir brauchen auch nicht zu befürchten, dass wir andere mit unseren Tränen belasten, da wir aktuell die Leidtragenden sind. Wenn andere uns ausreden wollen zu weinen, können wir davon ausgehen, dass sie durch ihren Mitschmerz in Not geraten, eigenen Schmerz zu empfinden. Wir können auch die Reaktion unseres Partners oder anderer beachten, die sich beschweren, wir würden sie auslachen, wenn sie von ihrem Schmerz oder einem Verlust erzählen. Wir nutzen die Chance und streiten das nicht ab, sondern wir versuchen uns zu erinnern, wie wir gerade reagiert haben. Aus der Theorie der Gefühlsblindheit und der Schmerzunterdrückung entnehmen wir dann, dass genau diese Konflikte zwischen uns und anderen entstehen können, weil wir gewohnheitsmäßig über unseren Schmerz hinweglachen.

Auch in ärgerlichen Situationen gelingt es uns vielleicht, selbst zu bemerken, dass wir wie indifferent oder mit Schuldgefühlen reagieren statt mit einem unüberhörbaren »Nein, so nicht«.

Wir wissen aber auch, dass wir in der Regel auf andere angewiesen sind, die uns vermitteln, wie scheinbar belustigt wir auf Schmerz reagieren oder wie verlegen wir uns verhalten, wenn andere traurig werden. Deshalb kläre ich, ob ich nicht eine Gruppe aufsuche und dort mein Thema, gefühlsblind zu sein, einbringe. Anderen gelingt es leichter, die Diskrepanz zwischen der schmerzlichen Situation, in der ich mich befinde, und meiner verlegenen oder unpassend lachenden Reaktion festzustellen und sie mir zu zeigen.

SELBSTHILFE DURCH LERNEN

Ich erinnere mich und weiß, dass meine Ängste zusammenzubrechen und vernichtend abgestraft zu werden, wenn ich Schmerz und Ärger zulasse, in der Kindheit erlernt sind, ich achte mehr auf mich und meine unterdrückten Gefühle in schmerzlichen und ärgerlichen Augenblicken, ich gehe zu anderen, lasse mir helfen, mich in Schmerz, Ärger und Angst im Ärger besser wahrzunehmen. Ohne andere werde ich kaum sehender für meine unterdrückten Gefühle.

- *Unerklärliche Schmerzen in Organen*

Leiden wir häufig unter einschießenden Schmerzen, z. B. im Rücken, im Nacken oder als Hexenschuss in der Lende, findet der Hausarzt keine hinreichende Ursache dafür, lernen wir zu überprüfen, was wir gerade mit anderen erlebt haben. Entdecken wir, dass der oder die andere uns verletzt hat, wir aber keinen Beziehungsschmerz und Beziehungsärger mit ihm gespürt haben, dann können wir vermuten, dass unsere Organschmerzen mit unserem unterdrückten Schmerz, verletzt worden zu sein, und mit unterdrücktem Ärger, der uns blitzschnell in den Rücken gefahren ist, ohne dass wir ärgerlich waren, zu tun haben könnte. Wir können dann Schritt für Schritt in einem längeren Prozess der Selbsterfahrung und des Umlernens unsere Gefühle schrittweise besser wahrnehmen. Immer brauchen wir auch aufgeschlossene und uns zugewandte andere, wenn wir unsere unterdrückten Gefühle sehen wollen. Andere können uns unser Verhalten spiegeln und uns bei bewusst erlebtem Schmerz und Ärger beistehen. So erleichtern sie uns ganz entscheidend, und wir können unsere Gefühle wieder wahrnehmen. Die größte Hürde ist dabei unsere geweckte Angst, von Schmerz und Angst überwältigt zusammenzubrechen. Dies können wir am ehesten in einer Therapie gut bewältigen, in der die Therapeutin und der Therapeut um die Bedeutung der Gefühlsblindheit, der Alexithymie, Bescheid wissen. Leider ist das heute noch nicht selbstverständlich.

Wir lernen auf diesem Weg dann Schritt für Schritt, dass unsere Gefühle uns im Umgang mit uns selbst und mit anderen gut leiten können. Spüren wir unseren Schmerz, werden wir die Ursachen klären und sie zu beseitigen versuchen. Ist eine Attacke eines anderen Ursache für unseren Schmerz, können wir, weil wir ihn spüren, sofort Ärger aktivieren und zurückschlagen oder – sozial viel besser verträglich – uns mit einem entschiedenen Nein abgrenzen.

Sehr störend wirkt sich im Miteinander mit anderen unsere Schmerzblindheit aus. Wir können oft den Schmerz anderer nicht »mitfühlen«. Wir unterdrücken unser Mitgefühl, weil wir sonst Gefahr laufen, das ganze Ausmaß unseres gesammelten und unterdrückten eigenen Schmerzes zu erleben. Wenn unser über lange Zeit aufgelaufener Schmerz wachgerufen wird, kann das bis hin zur Angst gehen zusammenzubrechen. Werden wir für unseren Schmerz offener und finden wir ausreichend Trost bei anderen, dann können wir durch ihren Beistand unsere zutiefst bedrohliche Hilflosigkeit ertragen, die im Schmerz aus früheren Erfahrungen geweckt wird. Wir werden dann gegenüber der Not anderer, die Schmerz erleiden, offener und stärken uns entscheidend in unserem sozialen Können.

- ***Wenn wir ärgerblind sind***

Vermitteln uns andere, dass sie bei uns in der Stimme, in der Gestik und in unserer Miene Ärger sehen, ohne dass wir diesen bewusst wahrnehmen, dann haben wir das Ziel, schrittweise bewusst ärgerlich werden zu können. Wir können uns dann bei Zumutungen, Übergriffen und Angriffen entschieden wehren. Wir lassen uns dann immer weniger von anderen ausnutzen, wir stoppen andere dann mit unserem entschiedenen Nein, jetzt ist's genug. Bei der Arbeit lassen wir uns nicht mehr einfach mobben. Wir steigen mehr und mehr aus der Rolle, Opfer zu sein, aus. Hilfreich kann sein, dass wir uns überlegen, ob andere sich bieten ließen, was wir widerspruchslos und ohne Ärger eingesteckt haben. Wenn uns klar wird, andere hätten niemals ohne Einspruch mitgemacht oder sich widerspruchslos gefügt, dann können wir davon ausgehen, unseren gesunden Ärger aus unserem Bewusstsein unterdrückt zu haben.

Ganz entscheidend helfen wir uns gegen unkontrollierte Wutausbrüche, wenn wir unseren Ärger immer nuancierter und schneller in ärgerlichen Augenblicken registrieren können. Grenzen wir uns schnell ab, wehren wir uns erfolgreich, stauen wir nicht mehr unseren Ärger so lange an, bis wir Unrecht, die frechen Übergriffe oder die willkürlichen Angriffe nicht mehr aushalten können.

Erleben wir unseren Ärger bewusster, dann sind wir nicht mehr so bedroht, wenn wir den Ärger anderer bewusst wahrnehmen können. Wir meistern dann kritische Situationen leichter, in denen wir in Streit geraten. Wir können dann schnell entscheiden, auch einmal nachzugeben, wenn wir den drohenden Wutausbruch des anderen rechtzeitig spüren. Wenn wir uns selbst im Ärger nicht mehr beherrschen können, laufen wir Gefahr, unnötige Risiken für unsere Gesundheit und unser Leben einzugehen.

▶ **SELBSTHILFE DURCH LERNEN**

Ich erinnere mich, ich weiß um meine Todesängste, wenn ich meine Beziehungsschmerzen spüre, ich kenne meine Strafängste, wenn ich Ärger spüre, ich lasse mich auf kontinuierliche Beziehungen in Gruppen oder in einer Therapie ein, kläre zuvor, ob die Therapeutin oder der Therapeut kompetent mit Gefühlsblindheit umgehen kann, wage dann, wenn ich von anderen begleitet bin, mehr und mehr, mich in meinem Beziehungsschmerz und in meinem Ärger bewusst wahrzunehmen, mich mithilfe von Schmerz und Ärger, die ich zulasse, zu schützen und mithilfe anderer über das als Kind Erlittene und die schweren Einbußen durch meine Gefühlsblindheit als Erwachsene zu trauern.

Selbsthilfe, wenn wir zu früh zu streng erzogen sind

- ***Wenn wir unbewusst zuwiderhandeln***

Wir wissen jetzt, wenn wir »wollen«, dann »können« wir auch! Wir können uns immer wieder auf unser »Wollen« besinnen und unser »Müssen« als »wachgerufen« erkennen, wenn wir ablehnend reagieren. Wir besinnen uns immer wieder auf das Wissen, dass wir als zu streng Erzogene bei sehr vielen Gelegenheiten und bei so vielen Schritten und Aktionen durchdrungen vom »Müssen« sind. Wir denken bei vielen Aktionen, die uns völlig freigestellt sind, wir »müssten« sie ausführen. Immer wieder ein folgenschwerer Irrtum.

Tatsächlich gibt es für uns, nachdem wir mündig geworden sind, kaum ein wirklich primäres Müssen. Allenfalls als Eltern, da »müssen« wir die Kinder in die Schule schicken. Wir denken und sagen, wir »müssen« morgens aufstehen, wir »müssen« frühstücken, die Kinder wecken, die Kinder für die Schule richten, wir »müssen« zur Arbeit fahren, später »müssen« wir Tennis spielen gehen, den Hund ausführen, wir »müssen« kochen, zu Abend essen, wir »müssen« ins Bett gehen. Doch alles »müssen« wir in Wirklichkeit nur, weil wir vorher einen Willen haben. Wir »wollen« am Tag tätig werden, wir »wollen« unseren morgendlichen Hunger stillen, wir »wollen« beim Frühstück die Gesellschaft von Mann und Frau und Kindern genießen, wir »wollen« die Kinder für die Schule vorbereiten, wir »wollen« Geld verdienen, wir »wollen« uns bei der Arbeit selbst verwirklichen, wir »wollen« unsere Freizeit genießen und Sport machen, deshalb »wollen« wir Tennis spielen und den Hund Gassi führen. Wir »wollen« unseren Schlaf und »wollen« unser Bett allein oder zu zweit genießen. Also fast immer, wenn wir das Gefühl haben, »zu müssen«, können wir dies als »sekundäres Müssen« einordnen, da es einem »Wollen« nachgeordnet ist. Wir müssen auch keine Steuern zahlen, wenn wir kein Geld verdienen wollen.

Also lernen wir neu, uns konsequent zu fragen, »wollen wir«? »Wollen wir« in einer gut bewohnbaren, gemütlichen, heizbaren, weniger vollen Wohnung leben und »wollen wir« abnehmen? »Wollen wir« mehr Verbindungen zu anderen eingehen? »Wollen wir« die vielen Tausend einzelnen Schritte und Lernübungen machen, die hier beschrieben sind? »Wollen wir« anerkennen, doch keine so glückliche Kindheit gehabt zu haben? »Wollen wir« in den verschiedenen Notbehelfen die Folgen unserer Leidensgeschichten in unseren Familien sehen? Oder »müssen« wir uns verändern, »müssen« wir abnehmen, »müssen« wir aufräumen, »müssen« wir pünktlich sein, »müssen« wir zuhören, »müssen« wir uns die Botschaft der uns wichtigen Angehörigen und Freunde merken?

Sie haben richtig gelesen: »die vielen Tausend einzelnen Schritte und Lernübungen«! Der Weg zur erfolgreichen Veränderung lang eingeübter und nicht erinnerbar gebildeter Charakterzüge gehen wir, indem wir umlernen. Und umzulernen gelingt nur bei ständiger Einübung und Wiederholung. Das hat nichts mit Verhaltenstherapie zu tun, in der uns gesagt wird, was wir tun müssen! Wir bekommen hier zum Umlernen keine Anweisungen, denen wir folgen müssen, um geheilt zu werden. Wir wollen die Veränderung aus uns heraus und weil uns die Lernschritte einleuchten. Charakterzüge ändern wir nicht durch die Einsichten, wie sie in einer psychoanalytischen Behandlung möglich sind. Einsichten sind Voraussetzung, Änderung zu wollen. Wir können sie auf verschiedenen Wegen gewinnen. Hier lernen wir sie aus der Darstellung der theoretischen, oben beschriebenen Zusammenhänge. Einsichten in einer psychoanalytischen Behandlung helfen uns nur, weil wir uns gleichzeitig auf eine therapeutische Beziehung einlassen.

Wir können uns in unserem Umlernen entlasten, wenn wir keine Agenda führen, uns nicht eine Latte von Aufgaben notieren, die wir dann doch nur vor uns herschieben. Eine Agenda wächst sich schnell für uns im Gefühl zu einem unüberwindbaren Berg aus. Ich finde es beim Umlernen hilfreich, Vorhaben so schnell wie möglich umzusetzen. Wenn wir etwas sehen, dann machen wir's gleich und schieben nicht auf.

▶ **SELBSTHILFE DURCH LERNEN**

Sooft wie mir möglich, also 30 oder 100 Mal am Tag, besinne ich mich auf mein »Wollen« und erkenne mein »Müssen« als »wachgerufen«. Kurz: Ich will, ich muss nicht. Seh ich's, mach ich's. Keine Agenda.
Ich beginne noch heute damit und nehme mir zum Umlernen mit täglichem Üben vielleicht ein halbes oder ein Jahr.

- ***Wenn wir weghören und zerstreut reagieren***

Wollen wir zuhören, dann können wir es auch. Wenn wir uns in unserer Selbsteinschätzung überzeugt haben, dass wir beim Zuhören oft gedanklich abschweifen, zerstreut sind, ganz schnell nicht mehr wissen, was gesagt wurde, dann können wir zuzuhören lernen. Wir sagen zu dem, der spricht, »halt!«, wenn wir abschweifen. Wir bedauern und sagen dem anderen, dem wir zuhören, dass wir zerstreut sind, dass wir uns sammeln, wir teilen vielleicht unseren Gedankengang mit und erklären dann, wieder zuzuhören. Wir »können zuzuhören lernen«, das heißt auch beim Weghören umlernen, umlernen, umlernen. Wir erinnern uns, umzulernen gelingt unter der Voraussetzung, dass wir uns immer wieder sagen, »wir wollen« umlernen. »Wir wollen« gut zuhören lernen. Täglich haben wir Gelegenheiten – teilweise viele oder auch sehr viele Chancen, uns in Begegnungen mit anderen aufs Zuhören zu besinnen. Wenn wir wollen, können wir uns immer wieder überzeugen, dass wir zerstreuen. Wollen wir zuhören, werden wir auch Schritt für Schritt immer besser zuhören! Wiederholen wir, lernen wir! Deshalb diesen Abschnitt täglich lesen, wenn wir unser Weghören zum Hinhören umlernen wollen, täglich können wir in einer ruhigen Minute uns auf unser Ziel besinnen, gut zuhören zu wollen.

SELBSTHILFE DURCH LERNEN

Sooft wie uns möglich, z. B. 30 oder 100 Mal am Tag, auf unser »wir wollen zuhören« besinnen und unseren Eindruck »zuhören zu müssen« als wachgerufen erkennen. Kurz: Wir hören zu und nicht weg. Wir beginnen noch heute damit und nehmen uns zum Umlernen mit täglichem Üben vielleicht ein halbes oder ein Jahr! Statt sofort zu entgegnen, halten wir inne und lassen das Gehörte nachklingen.

- ***Wenn wir regelmäßig widersprechen***

Zentral ist auch hier zu klären, ob wir »wollen«. Wollen wir überlegt statt unüberlegt widersprechen, dann können wir das lernen! Wir überzeugen uns in unserer Selbsteinschätzung, dass wir regelmäßig auf das, was uns die oder der andere sagt, widersprechen. Wenn wir das ändern wollen, werden wir im ersten Schritt »nach« einem Widerspruch, also im Nachhinein, bemerken, zu widersprechen machte gar keinen Sinn. Wir werden uns dann bemühen, innezuhalten, eine Denkpause einzulegen, wenn wir zugehört haben. Wir überprüfen unsere Antwort, ehe wir reden. Wir widersprechen dann, wenn zu widersprechen inhaltlich Sinn macht. Und nicht wie in den einfachen Beispielen: »A. sagt: Die Pflanze hat sich von der Dürre gut erholt! Wir widersprechen: Sie ist aber nicht schön!« »A. sagt: Eifersucht ist ein normales Gefühl! Wir halten dagegen: Eifersucht ist aber unangenehm.« »A. sagt: Heute ist angenehmes Wetter! Wir geben zu bedenken: Aber morgen soll es schlecht werden!« »A. sagt: Das Haus liegt sehr idyllisch! Wir entgegnen: Aber es ist ziemlich heruntergekommen!«

Wenn wir unpassend widersprechen, besonders auch dann, wenn wir haarscharf neben der Aussage des anderen widersprechen, verwirren wir unser Gegenüber. Wir schwächen so die gemeinsame Verständigung. Haben wir regelmäßig mit den gleichen Leuten zu tun, kennen sie uns, wie wir unscharf »Worte wechseln«, und sie werden uns dabei als unangenehm erleben. Sie spüren, dass wir den gemeinsamen Gedankenaustausch oder das gemeinsame Verstehen regelmäßig mehr oder weniger stark untergraben.

SELBSTHILFE DURCH LERNEN

Ich widerspreche überlegt und nehme mir vorher eine Redepause. Ich verzichte darauf, immer und sofort zu widersprechen, auch dann, wenn kein Grund vorliegt. Ich beginne noch heute damit und nehme mir zum Umlernen mit täglichem Üben vielleicht ein halbes oder ein Jahr.

- ***Wenn wir übertrieben sauber, ordentlich, pünktlich sind***

»Wollen« wir weniger streng mit uns sein und uns nicht ständig unter Druck setzen, perfekt sein zu müssen, egal bei welcher Tätigkeit, beim Aufräumen, beim Einordnen, beim Geldausgeben, beim Waschen, gleich ob es unsere Hände sind oder Salat und anderes in der Küche, bei der Arbeit in der Firma, beim Schreiben der Arztberichte in der Klinik und bei vielem anderen mehr, dann können wir das erreichen! Wir ersetzen unseren Anspruch, perfekt zu sein, durch eine gewährende Haltung, »wir machen es so gut und so schnell wir können«! Dieses Motto eignen wir uns durch intensives Lernen an, wenn wir darunter leiden, besonders gut sein zu müssen bei dem, was wir erledigen. Wir wissen durch unser Selbststudium oder durch Gespräche mit anderen, dass wir die Beziehung zu unseren strengen Eltern als Kleinkinder entlastet haben, indem wir das besonders gut verinnerlichten und ausführten, was sie von uns verlangt haben. Als freie Erwachsene können wir die überhöhten Ansprüche an Perfektion fallen lassen. Zugleich entlasten wir die Beziehung zu unseren Nächsten oder zu unseren Arbeitskolleginnen und Kollegen und zu untergebenen Mitarbeitern, wenn wir ihnen gegenüber weniger streng auftreten.

SELBSTHILFE DURCH LERNEN

Ich erledige meine Aufgaben so gut und so schnell ich kann, nicht besser und nicht schneller! Und das mache ich gut so. Ich beginne noch heute damit und nehme mir zum Umlernen mit täglichem Üben vielleicht ein halbes oder ein Jahr.

- ***Wenn wir unfrei und untertänig auftreten***

»Wollen« wir wie eine freie Frau oder wie ein freier Mann auftreten, wo wir doch tatsächlich längst mündig sind, dann können wir auch das lernen! Wir lernen um, wenn wir uns fragen hören, »darf ich kurz die Toilette benutzen?« Wir entdecken, dass wir in bürgerlichen Situationen und ohne Krieg allein und frei darüber entscheiden, aufs Klo zu gehen. Niemand kann uns das verbieten. Wir lernen dann, unser Recht in Anspruch zu nehmen, und teilen einfach mit »ich gehe aufs Klo«, oder wir gehen einfach ohne Ankündigung. Das wird jeder respektieren. Wir sind frei, uns länger oder kürzer dort aufzuhalten. Nur im Konzentrationslager wurde z. B. vorgeschrieben, für die Notdurft anzustehen und dann innerhalb von einer Minute fertig zu sein. Wir treten unangemessen untertänig auf, wenn wir gewohnheitsmäßig »ich möchte« statt »ich will« oder »ich werde« verwenden, auch wenn keine Höflichkeit angebracht ist. Wenn wir also nicht höflich um etwas bitten, sondern wenn wir frei entscheiden können, wie zum Beispiel in einer Therapiestunde, in der uns freisteht, worüber wir sprechen. Wenn wir frei auftreten wollen, werden wir »ich möchte« und »darf ich« durch »ich will« oder »ich mache« ersetzen.

SELBSTHILFE DURCH LERNEN

Ich trete als freie Erwachsene oder als freier Erwachsener auf und nicht untertänig. Ich streiche »ich möchte« oder »darf ich« aus meinem Sprachschatz beim Umgang mit anderen immer dann, wenn keine Höflichkeit gefragt ist. Ich beginne noch heute damit und nehme mir zum Umlernen mit täglichem Üben vielleicht ein halbes oder ein Jahr.

- ***Wenn wir gegenüber Partnern und Kindern absolut bestimmen***

»Wollen« wir gewährender mit anderen umgehen, dann können wir. Wir werden uns an unsere Not erinnern, nicht perfekt zu sein, wir werden Perfektionismus auch nicht von unseren Partnern oder von unseren Kindern oder von unseren Untergebenen erwarten. Wir gestehen ihnen zu, dass sie es so gut und so schnell machen, wie sie können. Dass es gut so ist. Wir werden verständnisvoller und entspannen dadurch die Beziehung zwischen ihnen und uns. Wir beginnen umzulernen und sprechen mit den anderen darüber, was sie sich von uns wünschen, wenn sie mit uns umgehen, wie sie uns erleben, wenn wir bestimmen, was zu tun ist. Wir überprüfen, ob wir wirklich im Miteinander Nachteile haben, wenn wir öfter anderen zugestehen können, selbst zu entscheiden.

SELBSTHILFE DURCH LERNEN

Ich werde meinen Angehörigen gegenüber weniger streng auftreten. Ich gestehe ihnen zu, Fehler zu machen! Ich beginne noch heute damit und nehme mir zum Umlernen mit täglichem Üben vielleicht ein halbes oder ein Jahr.

- ***Wenn wir zwanghaft zweifeln***

»Wollen« wir weniger zweifeln, dann können wir. Wenn wir uns als zwanghafte Selbstzweifler eingeschätzt haben, wenn wir immer zweifeln, ob wir gut genug waren, wenn wir allein schon unsicher werden, uns für diesen oder jenen Spaziergang zu entscheiden oder diese oder jene Speise aus der Speisekarte zu wählen, dann gestehen wir uns ab jetzt entschlossen zu, Fehler zu machen und unsere Angelegenheiten »ausreichend« gut zu machen. Wir sagen uns, dass wir selbst über die Güte unserer Erledigungen entscheiden und nicht andere, dass wir mündig sind. Kein Vormund kann uns wegen unserer Leistungen unzufrieden rügen und strafen. Wir haben verstanden, dass wir frei sind, eine Sache so gut zu machen, wie wir können, wir »müssen« es nicht besser machen. Schön, wenn uns gelingt, unsere Vorhaben gut oder sehr gut zu erledigen. Wir machen uns so bewusst, dass unsere Angst vor Rüge und Strafe wachgerufen ist und dass wir diese Angst tief in uns tragen. Uns ist klar, dass alle anderen auch Fehler machen, dass wir gut beraten sind, uns Fehler einzugestehen, ohne deshalb zutiefst zerknirscht, beschämt und wie schuldig zu sein.

▶ **SELBSTHILFE DURCH LERNEN**

Ich werde weniger streng mit mir sein. Ich gestehe mir Fehler zu. Ich lege mein »an allem Zweifeln« und meine Angst vor Kritik, Rügen und Strafen ab, besinne mich auf mich als freie Frau oder freien Mann. Ich beginne noch heute damit und nehme mir zum Umlernen mit täglichem Üben vielleicht ein halbes oder ein Jahr.

- ***Wenn wir unwillentlich zwanghafte Rituale haben***

»Wollen« wir unsere Zwänge bewältigen, dann können wir. Wenn wir uns als übertrieben zwanghaft eingeschätzt und große Angst haben, unsere Rituale nicht auszuführen, dann werden wir am besten psychoanalytische Hilfe suchen. Wir haben gelesen, dass Zwänge mit unseren starken innerlichen Spannungen aus unseren Familienbeziehungen zu tun haben. Wir haben erfahren, ohne psychoanalytische Hilfe werden wir Zwänge nicht verstehen und sie nur sehr schwer ablegen können.

▶ **SELBSTHILFE DURCH LERNEN**

Ich werde mir eine Psychoanalytikerin oder einen Psychoanalytiker suchen und mir bei der Bewältigung meiner Zwangsneurose helfen lassen. Vielleicht finde ich auch eine gute psychotherapeutische Klinik. Ich werde dabei auf meine Gefühle von Sympathie oder Antipathie bei den ersten Begegnungen achten und mich bemühen, jemanden zu finden, mit dem »die Chemie« stimmt und ich mich gut fühle. Ich beginne noch heute damit und nehme mir zur Überwindung meiner Ängste vor einer Behandlung einige Wochen oder schlimmstenfalls einige Monate Zeit.

- ***Wenn wir magersüchtig sind***

Wenn wir uns überzeugt haben, dass wir eine tiefe Aversion, ja geradezu Ekel haben zu essen, wenn wir deshalb untergewichtig sind und wieder besser essen »wollen«, dann werden wir psychoanalytische Hilfe suchen. Wir haben in diesem Buch gelesen, dass unsere Essstörung mit den starken innerlichen Spannungen aus unseren Familienbeziehungen zu tun haben. Wir haben große Ängste, normal zu essen und normal zu wiegen. Wenn wir nicht sterben wollen, suchen wir uns psychoanalytische Hilfe.

▶ **SELBSTHILFE DURCH LERNEN**

Ich werde mir eine Psychoanalytikerin oder einen Psychoanalytiker suchen, um mir bei der Bewältigung meiner Essstörung helfen zu lassen. Vielleicht finde ich auch eine gute psychotherapeutische Klinik. Ich werde dabei auf meine Gefühle von Sympathie oder Antipathie bei den ersten Begegnungen achten und mich bemühen, jemanden zu finden, mit dem ich mich gefühlsmäßig gut verstehe. Ich beginne noch heute damit und nehme mir zur Überwindung meiner Ängste vor einer Behandlung einige Tage oder schlimmstenfalls einige Wochen Zeit.

- ***Wenn uns eine Kündigung droht oder eine Betreuung verfügt werden soll***

Wollen wir Hilfe, dann werden wir uns so schnell wie möglich mit Freunden, mit einer Selbsthilfeorganisation[5], mit einer Anwältin in Verbindung setzen. Wir tragen unsere Not vor, wir vereinbaren Hilfen. Bei bevorstehenden Begehungen unserer übervollen Wohnung suchen wir Vertraute, die bei uns sind, wenn Fremde die Wohnung betreten.

▶ SELBSTHILFE DURCH LERNEN

Für meine Notlage schäme ich mich nicht. Ich suche mir Hilfe bei anderen. Ich nehme Verbindung zu Freunden, Bekannten und Institutionen auf. Ich suche mir Beistand. Ich trete gegenüber Besuchern meiner übervollen Wohnung selbstbewusst und mit erhobenem Kopf auf. Werde ich gefragt, verweise ich auf meine schwere Lebenskrise, in der ich nur mit meinen Notbehelfen überlebt habe. Ich kann sagen, dass ich intensiv an der Veränderung arbeite.

Zusammenfassung zu: Selbsthilfe durch Lernen

Selbsthilfe bei Depression und Zwang, also Selbsthilfe für Messies, ist ein sehr großes Vorhaben. Wir haben fünf oder sechs große Bereiche in uns als Persönlichkeiten, in denen wir entschieden umlernen, um besser leben zu können. Wir sind erfolgreich, indem wir die Bereiche einzeln und Schritt für Schritt und Tag für Tag umlernen. Ich empfehle, möglichst bald, aber immer im Lauf von Wochen und Monaten mehr Verbindungen zu anderen zu suchen und gemeinsam die vielen Veränderungsschritte zu wagen. So lernen wir, uns selbst in unserem häufig unsicher-abweisenden Bindungsstil zu stärken und Misstrauen durch immer mehr Vertrauen zu ersetzen und die Hilfe anderer in Anspruch zu nehmen. Wir öffnen uns nach und nach und erleben, dass auch die anderen offener werden. Wenn wir uns mehr mit anderen verbinden und wenn wir uns weniger zurückziehen und verschließen, dann heißt das immer, dass wir erfüllter leben.

---

5 Adressen im Anhang

Wenn wir uns anderen zuwenden, dann stärken wir uns entscheidend in unseren depressiven Zuständen. Wenn wir nicht allein und zurückgezogen sind, wenn wir uns mit anderen zusammen unserer Not, unseren erlittenen Verlusten und Einbußen, unseren Schicksalsschlägen stellen, dann können wir die Trauer wagen, so stark belastet zu sein und erst jetzt Änderung zu wagen, weil wir getröstet werden und Beistand haben. Wir lernen in der Begegnung mit anderen sicherer, innere Ursachen für unsere schlechte Verfassung von äußeren, gegenwärtigen zu unterscheiden. Wir setzen unser Wissen um die familiäre Not unserer Eltern und um die Belastungen, die wir als Kinder erlitten haben, ein und unterscheiden genauer äußere von inneren Bedrohungen und das, was uns gegenwärtig geschieht, von dem, was wir innerlich erinnern. Wir überwinden unsere augenfälligsten Schwierigkeiten, uns unbewusst zu verweigern, indem wir uns ständig klarmachen, was wir wollen und dass wir nicht müssen.

TEIL V
Behandlungsbeispiele

Die fünf Behandlungsbeispiele vermitteln praktische Anschauungen zu den Ursachen der Messieproblematik und zu der Vielfalt der Störungen. Die Analysandinnen und der Analysand haben einer anonymen Veröffentlichung zugestimmt. Die Erziehung der ersten drei Patienten kann relativ gut rekonstruiert werden, da die Mütter teilweise Tagebuch über die Babyentwicklung ihrer Kinder geführt haben. Als sechstes Beispiel führe ich Harry Haller, den Helden des Romans »Der Steppenwolf«, an, in dem ich heute zwanglos einen Messie erkenne. Hermann Hesse hat seinen Helden, unschwer als ein alter ego zu erkennen, in subtiler innerer Kenntnis der Not der zu früh und zu heftig Gezwungenen beschrieben.

Frau R.

- *Anliegen und Beschwerden von Frau R.*

Die etwa 30-jährige Frau R. kommt in die Psychoanalyse und stellt ihre erheblichen Beziehungsschwierigkeiten in den Mittelpunkt unseres Erstgesprächs. Neben ihrer lang dauernden Partnerschaft unterhält sie teilweise offen Liebesbeziehungen zu anderen Männern. Sie versteht ihr Verhalten nicht! Sexuell ist sie ihrem Partner entfremdet, zugleich schlafen sie zärtlich miteinander. Die Vorstellung, sich zu trennen, ängstigt sie außerordentlich. Mit besonders guten Freunden und mit ihren Mitarbeiterinnen und Mitarbeitern, mit denen sie oft auch freundschaftlich verbunden ist, streitet sie öfter, ohne zu verstehen warum. Sie hat erhebliche Straßenängste und fühlt sich außerhalb des Hauses nur in ihrem Auto wirklich sicher. Sie ist regelmäßig bei Verabredungen und Terminen später als vereinbart, hält Fristen selten ein, sie kann sehr schlecht einschlafen und trinkt deshalb nachts um zwei Uhr eine Flasche Wein. Morgens wacht sie in depressiver Stimmung auf.

• *Unglückliche Familienverhältnisse*

Der Großvater mütterlicherseits ist ein lokaler Nazi-Funktionär und beherrscht seine Familie despotisch. Er bevormundet auch die erwachsene Mutter und rügt sie barsch z. B. bei Verspätungen. Die Eltern gehören zu Hitlerjugend und Bund deutscher Mädchen, der Vater nimmt als junger Soldat einige Jahre am Russlandfeldzug teil, er fotografiert Szenen hinter der Front. Später denkt Frau R. angesichts der Fotos darüber nach, ob der Vater an Vernichtungsaktionen gegen die jüdische Bevölkerung beteiligt war. Sie schwankt zwischen Scham und Schuldgefühlen und findet seine Nähe zu den Nazi-Verbrechen unerträglich.

Die Eltern heiraten im Zweiten Weltkrieg, die Mutter macht ihren Universitätsabschluss während des Krieges, unmittelbar nach Kriegsende, und während der Vater studiert, wird der Bruder geboren, zehn Jahre später Frau R. Innerlich haben sich die Eltern auseinandergelebt, sind verfeindet, weil der Vater offen mit einer anderen Frau liiert ist, er ist vom Besitz der Mutter-Familie testamentarisch enterbt, aber bleibt äußerlich wegen des gemeinsamen Betriebs bei der Familie. Frau R. wächst so in finanziell gesicherten und moralisch zerrütteten bürgerlichen Verhältnissen auf. Frau R. ist mehr Tochter des Vaters, während der Bruder H. Muttersohn ist. H. lehnt die jüngere Schwester anscheinend von Anfang an ab und quält sie oft. Frau R. erlebt, dass die Mutter innerlich auf der Seite des Bruders steht, wenn sie Streit zwischen den Geschwistern schlichtet. Der Vater stirbt durch einen Verkehrsunfall, und Frau R., jetzt junge Jugendliche, fühlt sich wie allein gelassen, schläft jetzt öfter bei der Mutter im Ehebett. Sie wird die Begleiterin der Mutter im Alltag und während der Ferien. Auch im Studium bleibt die enge Beziehung zur Mutter trotz der räumlichen Entfernung bestehen, sonntäglich telefonieren sie viele Jahre, Weihnachten feiert die Familie gemeinsam. Der Bruder H. und sie bleiben gegenseitig feindselig. Frau R. ist seit der Kindergartenzeit sehr ängstlich bei Trennungen von Mutter oder Familie. Sie ist eine überdurchschnittlich gute Schülerin und widersetzt sich gleichzeitig manchen gestellten Anforderungen.

- *Geburt, Unerwünschtheit, Vernachlässigung*

Die Mutter lässt sich viel Zeit nach Einsetzen der Wehen, obwohl die Großmutter, eine Hebamme, im Haus ist. Vater, Mutter und der Großvater fahren nachts im Schneetreiben verspätet zur Klinik. Noch im Auto wird Frau R. geboren. Sie bekommt unzureichend Luft, im Kreißsaal rettet die Ärztin Frau R., die einen Herzstillstand hat. Die Mutter stillt einige Monate und wiegt das Baby regelmäßig vor und nach jeder Brust. Sie will verhindern, dass auch ihr zweites Kind beinahe an der Brust verhungert. Frau R. ist offensichtlich wegen des Bruchs zwischen den Eltern unerwünscht. Warum trennen sich die Eltern nicht? Sind es geschäftliche Gründe, ist es Trennungsangst? Es ist nicht ungewöhnlich, dass Paare aus Trennungsangst unbewusst Eltern werden.

Frau R. wird als Baby tagsüber stundenlang im Garten in die frische Luft gestellt, weil es gesund ist. Einmal versucht die Kleine, aus dem Wagen zu klettern, und die Mutter findet sie in den Sicherheitsgurten außerhalb des Wagens hängend.

In der Pubertät, als der natürliche weiße Ausfluss der Mädchen bei Frau R. einsetzt, wäscht die Mutter die Slips der Tochter getrennt von der anderen Wäsche der Familie. Frau R. ist darüber sehr beschämt, als sie das entdeckt, und wäscht von da an selbst. Vielleicht hat die Mutter Infektionsängste, wie sie bei übertriebener Reinlichkeit und gleichzeitiger Prüderie vorkommen.

- *Die Mutter und die erwachsene Tochter*

Im Verlauf der Analyse ändert sich die Beziehung zur Mutter erheblich. Die zu Beginn idealisierende Bewunderung der Mutter macht einer kritischen Sicht Platz. Frau R. lernt, sich gegenüber Übergriffen und Benachteiligungen durch die Mutter abzugrenzen. Sie bekommt Zugang zur tiefen Zerrissenheit der Mutter zwischen offensichtlichem Geiz ihr gegenüber und zwanghafter Großzügigkeit aus vermutlichen Schuldgefühlen. Frau R. erlebt die Zwiespältigkeit ihr gegenüber als abgelehnter Tochter bei gleichzeitiger enger Verbundenheit. Als sie einmal von einer lebensgefährlichen Panne auf der

Fahrt zur Mutter auf der Autobahn erzählt – ihr ist bei hohem Tempo ein Reifen geplatzt –, glaubt sie in der kurzen Grimasse der Mutter eine Mischung aus Erschrecken und Genugtuung zu sehen. Frau R. fühlt sich bei aller bleibenden Verbundenheit mit der Mutter hinweg am stärksten durch die häufige Scheinheiligkeit der Mutter belastet, wenn sie sie mit ihrem unaufrichtigen Umgang mit der Familiengeschichte konfrontiert. Die Mutter erzählt Frau R. dass der Vater in seiner Beziehung zu der anderen Frau auch einen Sohn hat, etwa so alt wie Frau R.. Sie gibt sich erstaunt, dass Frau R. davon nichts weiß. Im Unschuldston pflegt die Mutter zu sagen, sie hätte das doch längst gewusst. Kaum glauben kann sie, mit welcher Selbstverständlichkeit ihr die Mutter vom Frischedatum her gesehen längst abgelaufene Lebensmittel vorsetzt. Ernüchtert fühlt sie sich, wenn die Mutter verspricht, für sie bei einem Besuch besonders schön zu kochen, ihr dann aber nur Rührei mit Gefrierspinat vorsetzt. Anfänglich erlebt Frau R. mich so, als ob ich die Mutter verurteile und ihr madig machen wolle. Inzwischen überzeugt sich Frau R., dass wir in der Psychoanalyse die Eltern weder anklagen noch für Schwächen und Fehler verurteilen.

- ***Beziehung zum Vater, der Tod des Vaters***

Der Vater macht Ausflüge mit ihr allein, fährt mit ihr Boot und nimmt sie offensichtlich als Kleinkind auch mit zu seiner Geliebten. Die Tochter liebt ihn, und er hat ein gutes Verhältnis zu ihr, während die Großeltern im Haus, die Mutter und der Bruder von Frau R. ihn ablehnen. Der Vater leidet unter einem Pickwick-Syndrom mit plötzlichem Einnicken. Deshalb unterhalten sich die Kinder beim Autofahren regelmäßig mit ihm, um ihn wach zu halten. Der Vater verspätet sich mit der Rückkehr aus dem Urlaub mit seiner Zweitfamilie. Ohne sich länger auszuruhen, bringt er die Familie wie versprochen mit einer weiteren langen Autofahrt in die Ferien. Auf der Rückfahrt wenig später schläft er offensichtlich kurz vor Erreichen der Heimatstadt ein und fährt unter einen vorausfahrenden Lkw. Er ist sofort tot. Bei der Beerdigung ist Frau R. die Einzige aus der

Familie, die weint. Bewusst fühlt sie sich am Tod des Vaters schuldig, weil sie ihn beim Ausruhen vor der Rückfahrt gestört und mit ihm geschmust hat. Wir rekonstruieren in der Behandlung den Unfalltod des Vaters, und Frau R. trauert stark. Als sie sich an die Neigung des übergewichtigen Vaters, am Steuer einzuschlafen, erinnert, verstehen wir die Fahrlässigkeit beider Eltern. Wir vermuten, dass der Vater aus Schuldgefühl, weil er später als versprochen aus seinem Urlaub mit der anderen Familie zurückkehrt, das große Risiko auf sich nimmt. Für die Mutter nehmen wir an, dass sie unbändig wütend den Vater trotz seiner Übermüdung fahren lässt. Ihrem vermutlichen Hass entspricht, dass die Mutter und der erwachsene Bruder den Tod des Vaters eher wie den eines Feindes aufnehmen und nicht trauern. Die Mutter geht seit dem Tod des Vaters sonntags nicht mehr in die Kirche, häufig verletzt sie sich wie fahrlässig selbst oder bringt sich in Gefahr. Wir vermuten eine Schuldüberzeugung mit Selbstbestrafungszwang bei ihr. Bewusst wirft sie sich vor, dass sie ihn vor der Todesfahrt wach hält und er nicht ausruhen kann; unbewusst hasst sie ihn als Tochter, weil er sie so oft wegen der anderen Familie im Stich lässt, und sie beschuldigt sich wegen ihres Hasses. Unbewusst wie zur Buße leidet sie seitdem unter Herzbeschwerden und Ängsten, jung und herzkrank zu sterben. In der Behandlung wird der Verlust des Vaters in Gestalt ihrer Angst lebendig, ich könnte unerwartet sterben. Jahre später hat sie die Fantasie, auf dem Weg zu mir im Auto selbst tödlich zu verunglücken. Frau R. spricht in den Jahren der Analyse mit der früheren Geliebten I. des Vaters und ihrem ihr bis dahin unbekannten Bruder A. Sie erfährt, dass der Vater, ein medizinischer Laie, bei ihr eine Schwangerschaft abbrach, eine Tortur für die Frau. Der Bruder erkrankt einmal als Adoleszent an einer Psychose.

- ***Ein sexueller Übergriff***

Frau R. ist etwa zwölf, als der Vater ihre knospende Brust tasten will. Sie flüchtet vor ihm durchs Wohnzimmer, er verschließt die Tür, die Mutter ist dabei und greift nicht ein. Frau R. ist ängstlich und fassungslos. Der Auftritt lässt vermuten, dass beide Eltern in diesem

Augenblick aus offensichtlich unterschiedlichen Motiven das Mädchen wie eine Feindin erleben, die verletzt werden darf. Über die Sozialisation des Vaters gibt es keine Informationen, die sein missbräuchliches Verhalten erklären können. Die Mutter wurde zumindest moralisch, wahrscheinlich aber auch physisch vom eigenen Vater misshandelt.

- ***Erziehung, Strenge und Gewalt – Reinlichkeitsdressuren***

Großmutter und Mutter achten sehr auf die Reinlichkeitserziehung. Die Mutter hält ihr Baby bereits in den ersten Monaten über der Kloschüssel ab und notiert dazu, dass die Kleine mit fünf Monaten zum ersten Mal »auf Befehl Pipi«, mit sechs Monaten an einem Tag »dreimal auf Befehl Aa« gemacht hat. Als Kleinkind wird Frau R. regelmäßig auf den Topf gesetzt. Auch nachts um zwei Uhr weckt die Mutter sie für den Topf. Weil ihr Kind verstopft reagiert, führt die Mutter mit Milchzucker ab. Das Bemühen der Mutter, ihr Mädchen – nach heutigem Wissen völlig verfrüht – zur Kontrolle ihrer Blasen- und Darmausscheidungen zu erziehen, entspricht vermutlich ihren eigenen Erfahrungen als Kind. Sobald die Kleine sitzen kann, oder indem sie das Kind festbindet, setzt die Mutter sie aufs Töpfchen. In der Hoffnung, dass die nächtliche Windel trocken bleibt, weckt die Mutter ihr Töchterchen nachts um zwei Uhr und setzt sie im Bettchen auf den Topf. In den Aufzeichnungen vermerkt die Mutter aber auch, dass der Vater wiederholt nachts bis vier Uhr »Tennisspielen ist«, was unschwer als Chiffre für seine Liebesbeziehung zu verstehen ist. Gut denkbar ist, dass die Mutter in ihrer ohnmächtigen, bewussten oder verdrängten, Wut über den treulosen Vater nicht schlafen kann. Sie nutzt dann die Zeit, um zu verhindern, dass ihr Töchterchen die Windel nässt. Ebenso vorstellbar ist, dass sie gegenüber dem unerwünschten Kind ärgerlich ist. Frau R. reagiert auf die übermäßigen Forderungen, sich kontrolliert zu entleeren, als Kleinkind verstopft. Deshalb führt die Mutter sie mit Milchzucker ab, wie sie vermerkt. So bricht sie die intuitive Verweigerung der Kleinen »medikamentös«.

Die emotionalen Erfahrungen aus der Reinlichkeitsdressur während der Frühentwicklung bleiben für Frau R. sehr bedeutsam. In Träumen tauchen sie auch während der Behandlung immer wieder auf. Im ersten Traum, den Frau R. während der Analyse erinnert und erzählt, sitzt sie mitten auf einem weiten Feld in einem hölzernen Klohäuschen mit Plumpsklo. Draußen sieht sie durch den Türspalt einen Mann, in dem sie gleichzeitig mich und an der Haarfarbe ihren Liebhaber erkennt. Der Mann versucht mit Gewalt, in das Klo einzudringen. Frau R. hält verzweifelt und voller Panik die Tür zu und wacht schweißgebadet auf. Wir sehen im Traum die Angst von Frau R., dass ich als Analytiker sie gewaltsam zwinge, ihr Inneres herzugeben. Der Bezug zur drastischen Reinlichkeitsdressur durch die Mutter wird uns erst Jahre später durch die Tagebuchnotizen der Mutter verständlich.

Später träumt Frau R. oft, dass der Kot in der Kloschüssel überzulaufen droht oder die Badewanne voller Kot ist. Sie kämpft einen erfolglosen Kampf, die Sauberkeit wiederherzustellen. Sie fühlt sich beschämt und schuldig, für die angebliche Sauerei verantwortlich zu sein.

Jahrelang vermeidet Frau R., die Praxistoilette zu benutzen! Als sie das nach sieben Jahren nach einer Analysestunde zum ersten Mal »wagt«, sagt sie, dass sie mich umbringe, wenn ich ins Klo eindringe.

- *Fesselung zum Mittagsschlaf*

Während der Mittagspause und nach dem Essen unterrichtet die Mutter den Bruder. Die Kleine stört sie bei der Nachhilfe. Die Mutter notiert dazu, dass sie das Mädchen für diese Zeit ins Bett fesselt. Sie schreibt später, dass die übergroße Angst der Kleinen, nach dem Mittagessen müde zu sein und einzunicken, mit dieser früheren Erziehungsmaßnahme zu tun haben könnte.

Bis zur Offenlegung des Tagebuchs der Mutter weiß Frau R. nichts davon, dass die Mutter sie als Kleinkind im Bett festgebunden hat. Auch rekonstruieren wir, dass sie nachts um zwei Uhr auf dem Topf an die Gitterstäbe des Bettchens gebunden war, solange sie nicht in den Topf gemacht hatte. Jedes Kleinkind würde ohne Gurt sofort auf dem Topf einschlafen und herunterrutschen. Frau R. erlebt Panik in verschiedenen Situationen, die auch nur von ferne an Gefesseltsein erinnern. Das ist so bei der Zahnbehandlung im flachen Behandlungsstuhl des Zahnarztes oder Kieferchirurgen oder bei der physikalischen Therapie, wenn der Therapeut auch ihre Hände mit Fango einpacken will. Auch die Benutzung der Wolldecke auf der Couch kann die Panik aus dem Gefesseltsein aktivieren. Sexuell fantasiert sie manchmal, dass sie den Mann, der sie beim Verkehr zu fesseln versucht, ermordet. Während der Behandlung plagen Frau R. über längere Zeit Gelenkschmerzen an den Händen, die sich verlieren, nachdem wir den Zusammenhang zu den wachgerufenen Gefühlen, gefesselt zu sein, verstehen.

So helfen die Aufzeichnungen der Mutter, das Rätsel der Angststörungen und der Schmerzen zu lösen. Dass sich Frau R. ein Leben lang schnell hilflos, gefesselt, voll Todesangst, überwältigt, ohnmächtig oder wütend fühlt und sich in der Fantasie entschieden rächt, liegt daran, dass die Gefühlserfahrungen der erlittenen Gewalt wie in der Fesselung im emotionalen Gedächtnis gespeichert sind. Allen Lebenslagen, die in irgendeiner Hinsicht an die autobiografisch nicht erinnerbaren Fesselungen erinnern, dient dieses Gefesseltsein als »Erfahrungshintergrund« im Gegenwartserleben. Fühlt sich Frau R. in der Gegenwart nur entfernt wie gefesselt, aktiviert sie unbewusst die gespeicherten emotionalen Zustände unerträglicher Hilflosigkeit, Enttäuschung und ohnmächtiger Wut. Bereits geringfügige Ähnlichkeiten genügen, heftige und lebensbedrohliche Gefühle wachzurufen. Wenn die Gewalt nicht autobiografisch erinnert werden kann, weil sie vor dem vierten Lebensjahr erlitten wird, kommt es bei Aktivierung zur Panikstörung. Sind die Auslöser für die Panik bewusst, wie der Zahnarztstuhl, wird dieser phobisch vermieden wie in der klassischen Phobie.

Die Notizen der Mutter helfen uns zu verstehen, warum Frau R. so oft auf dem Klo sitzend einschläft, ehe sie ins Bett geht. Unbewusst inszeniert Frau R. die nächtliche Situation ihrer Kleinkindzeit, auf dem Topf einzuschlafen. Anders als damals kann sie als Erwachsene ihren

Partner wütend attackieren, wenn er ihre unnatürliche Lage bemerkt und sie zu wecken versucht. Wir verstehen nun die Angst von Frau R., vor zwei Uhr nachts ins Bett zu gehen. Unbewusst schützt sie sich davor, um zwei Uhr geweckt zu werden. Mit der nächtlichen Weinflasche betäubt sie all den Schmerz und die Scham, die mit den schweren Eingriffen in ihre Selbstständigkeit und in ihre physiologischen Funktionen verbunden gewesen sind und an die sie, wenn sie zu Bett geht, erinnert zu werden droht.

- *Schlagen als Mittel der Erziehung*

Die Mutter zeichnet auch eine Szene auf, in der ihr etwa zweijähriges Töchterchen nach ihr schlägt. Als Antwort schlägt die Mutter auf den Handrücken der Schlaghand. Wieder schlägt das Kind. Dieser Schlagabtausch endet erst, nachdem die Mutter immer wieder, schließlich auch auf das andere »Händle«, schlägt, nachdem das Kind auch dieses einsetzt. Bei der Niederschrift dieser Episode überlegt die Mutter, ob sie »zu feste« geschlagen hat. Sie ist überrascht, dass die kleinen Handrücken der Händle noch zwei Stunden nach der Strafe gerötet sind.
Wenn Frau R. im Alter vielleicht von drei oder vier Jahren einnässt, zieht die Mutter ihr die Kleider aus und duscht sie in der Badewanne zur Strafe kalt ab. Einmal steht der Großvater beim Essen wortlos auf, geht um den Tisch zu seiner sechsjährigen Enkelin hin, nimmt ihren Unterarm und stößt ihr den Ellenbogen fest auf die Tischplatte. Sie soll sich nicht aufstützen und nicht gegen die Tischregeln verstoßen. Die von der Mutter aufmerksam beschriebene Schlageszene mit den so lange gerötet gebliebenen Händle erklärt, dass Frau R. in vielen Situationen ärgerblind ist. Das geschlagene Kind, das die Erfahrung macht, eine fürsorgliche Mutter zu haben, wenn es sich fügt und lieb ist, lernt seinen Ärger zu unterdrücken. So kommt es, dass Frau R. als Kind und auch als Erwachsene in all jenen Situationen, in denen sie sich angegriffen, infrage gestellt und verletzt erlebt, spontan ihre bewusste Wahrnehmung und die Äußerung ihres Ärgers unterdrückt. Wenn Frau R. dagegen bei anderen Fehler feststellt, kann sie in un-

bewusster Identifizierung mit der strengen Seite der Mutter selbst ärgerlich erzieherisch auftreten.

- *Fahrlässige Irrtümer der Mutter*

Frau R. verschluckt als Kindergartenkind eine ganze Dose Fluortabletten. Statt des Brechmittels der Wahl, Kochsalzlösung, verabreicht die Mutter irrtümlich Kernseifenlösung (ein der Mutter bekanntes Abführmittel), die abscheulich schmeckt. Im gleichen Alter lässt die Mutter Frau R. mit Quecksilber aus einem zerbrochenen Fieberthermometer spielen, obwohl ihr die Toxizität bekannt ist. Als Schulmädchen bricht Frau R. den Fuß. Der Arzt erkennt den Bruch nicht und verordnet wegen der vermuteten Zerrung Bettruhe. Eine Woche lang beklagt sich Frau R. über starke Schmerzen im Fuß, ehe die Mutter auf sie hört und erneut den Arzt konsultiert, der dann die Fraktur diagnostiziert. Die Mutter verhält sich tief widersprüchlich gegenüber ihrer Tochter. Auf der einen Seite sorgt sie für ihr Kind, auf der anderen Seite handelt sie uneinfühlsam und verletzend. Offenbar hasst sie die Tochter und verdrängt ihren Hass. Sie lebt ihn aus, ohne es zu wissen. Ihr Hass kann mit dem Hass auf den Vater des Kindes und mit Hass auf die strengen Eltern zu tun haben. Anscheinend ist ihr völlig unbewusst, dass sie ihr Kind wiederholt seiner Qual oder Gefährdung überlässt, und vergisst, angemessene, hilfreichere Schritte zu unternehmen.

- *Zuwiderhandeln*

Frau R. hält ihre bewusste Zeitplanung nicht ein. Als ich das Messie-Syndrom kennenlerne, ordne ich sie wegen ihrer häufigen Unpünktlichkeit sofort da ein. Aus ihren Schilderungen weiß ich, dass der Partner eine riesige Sammlung von bedrucktem Papier hat und sie sich in seiner Wohnung nicht frei bewegen kann. Deshalb verlangte sie vor Jahren, dass er aus der gemeinsamen Wohnung auszieht. Bei einem eigenen Umzug redet sie über ihre Mühe, Ordnung zu schaffen. Ihre Unordnung beschränkt sie auf ihre Wohnung. Im Arbeitsbereich gelingt es ihr besser, Ordnung zu halten. Fristen für berufliche Terminarbeiten hält sie allerdings oft nicht ein. Übrigens ist ihr der Messie-Begriff vor mir bekannt.

- *Gedankenflucht*

Freuds Grundregel, dass die Analysandin möglichst laut nachdenkt, und sein Vertrauen, dass alle Verhaltensweisen gut begründet sind, gehören zu den Fundamenten psychoanalytischer Arbeit. Frau R. verwirrt mich oft mit ihrem freien Assoziieren, und es fällt mir schwer, ihr zu folgen oder sie zu verstehen. Sie wechselt häufig wie unvermittelt das Thema oder das soziale Feld ihrer Überlegungen zum Thema, schweigt angespannt, vergisst innerhalb von Minuten unseren Ausgangspunkt, übergeht Klärungen, Stellungnahmen und Deutungen.

- *Widersprüchlichkeit*

Frau R. erinnert sich oft anders an getroffene Absprachen. Häufig widerspricht sie mir, weil sie bestimmte Sprachregelungen oder Fremdworte anders versteht oder auch ohne dass ihr Widerspruch Sinn macht. Anfangs streiten wir dann unvermittelt und argumentieren. Sie erinnert, dass sie das oft mit der Mutter erlebt.

- *Verzerrungen, Vergessen*

Eine andere Art der Schwierigkeit, uns zu verständigen, liegt darin, dass Frau R. Teile dessen, was wir gemeinsam in der Stunde erleben und sagen, ausblendet und nicht aufnimmt. So verzerrt oder entstellt sie den Sinn des Gesagten oder des Geschehens. Frau R. verdrängt oft die unmittelbaren Zusammenhänge unseres psychoanalytischen Gesprächs, indem sie ausgesprochen sprunghaft denkt. So erinnert sie sich manchmal nach wenigen Minuten an Teile unseres Gesprächs nicht mehr. Ähnlich geht sie auch mit den Erfahrungen aus Vorstunden um, die sie aktiv nicht aufgreift. Sie kann deshalb oft das aktuell Gesagte nicht mit dem früher Besprochenen verbinden.
Frau R. verhält sich in den ersten Jahren der Behandlung häufig so im Dialog. Wir haben dadurch erhebliche Schwierigkeiten, uns zu verständigen.

- *Verschweigen und Ausblenden*

Frau R. verdrängt, wie beschrieben, einen Teil der unmittelbaren und der mittelbaren, zurückliegenden Gesprächszusammenhänge. Daneben verschweigt sie teilweise das, was sie denkt und ihr bewusst ist. So gestaltet sie den laufenden dialogischen Austausch in ganz eigener Weise schwierig. Ähnlich ist, dass sie ein nicht beschriftetes Kriegsfoto des Vaters aus Russland mitbringt, das zusammengetriebene Zivilisten zeigt. Sie rätselt über die mögliche Bedeutung und fragt sich, ob der Vater an Verbrechen der Wehrmacht beteiligt war. Sie findet ein ähnliches, aber beschriftetes Foto, das in ähnlicher Perspektive aufgenommen ist und das die Aufschrift trägt »Getto von Minsk« und das sie erst einmal spontan weglegt. Sie bringt es lange Zeit später mit in eine Analysestunde. Jetzt erst können wir uns über die historisch belegte Räumung des Gettos von Minsk und die danach erfolgte Ermordung der jüdischen Bewohner verständigen. Die Beteiligung des Vaters an diesem Verbrechen der Wehrmacht ist so wahrscheinlicher. Dass sie nicht offen ist, vergleichen wir mit der nie offenen Art der Mutter.

Erlittener Zwang ist eine wichtige Ursache für verschiedene ihrer Verhaltensweisen. Aus dem Gefühl heraus, *gezwungen zu sein*, auch wenn sie es nicht ist, unterlässt sie es, Vorhaben auszuführen. So verursacht sie ungewollt soziale Spannungen. Zugleich *vermeidet* sie unbewusst wegen dieses Gefühls auch mehr Nähe in Beziehungen. Niemand soll über sie verfügen, wie die Mutter über sie verfügt hat. Gleichzeitig neigt sie dazu, wenn es die Situation erlaubt, andere zu bevormunden und über sie zu verfügen.

- *Zweifel*

Frau R. zweifelt häufig, ob sie richtig entschieden hat, und ist deshalb oft unsicher. Aus Angst, sich falsch zu entscheiden, erschwert sie sich bei vielen Gelegenheiten, ihre Erledigungen zielstrebig und zügig zu machen.

- *Verlassenheitsangst, Trennungsnot*

Frau R. lebte als Kind immer im Elternhaus gemeinsam mit den Großeltern in einer Großfamilie. Dennoch hatte sie große Trennungsängste. Sie äußert bald nach Beginn der Behandlung, dass sie sich als das Schlimmste vorstellt, hier aufzuhören. Sie wagt lange Zeit nicht, sich von ihrem Partner zu trennen, obwohl sie dazu entschlossen ist. Offenbar schützt sie sich unbewusst gegen Verlassenheit und Eifersucht, indem sie häufig untreu ist. Werden Kinder stundenlang weggestellt und bleiben sie, wenn sie um Hilfe rufen, ungehört, verursacht dies allgemein gesteigerte Trennungsängste. Frau R.'s Trennungsangst verschärft sich als Jugendliche, als der Vater völlig überraschend stirbt. Wenn sie selbst zwanghaft untreu ist, schützt sie sich gegen das Wachwerden von Verlassenheitsängsten. Sie macht die Partner zu Verlassenen.

- *Beurteilung der Entwicklung*

Die Mutter von Frau R. erfährt anscheinend als Baby und Kleinkind unzureichend mütterlichen Rückhalt und wird streng erzogen. Noch als Neunzigjährige erinnert sie sich, ein Leben lang Kloträume gehabt zu haben, in denen keine Klotür sie gegen die zudringlichen Blicke anderer geschützt hätte. So gibt sie Frau R. nicht genügend Sicherheit und überfordert ihr Baby, indem sie zu früh und zu streng Forderungen an sie stellt.

Frau R. erlebt depressive Zustände, die sie bleibend in ihrem emotionalen Gedächtnis speichert. Gegen den Zwang, essen und schlafen zu müssen, setzt sie ihre ablehnende Selbstbehauptung ein. Sie macht zuwiderzuhandeln zu einem Charakterzug und schützt sich so gegen das Wachwerden der frühen Erfahrungen von Zwang und Gewalt. Sie entwickelt ein unsicheres Bindungsverhalten und bleibt unsicher verstrickt an ihre Mutter gebunden. Ihre Beziehung zum Vater ist offenbar sehr widersprüchlich. Sie schwankt zwischen Liebe und Sehnsucht zu ihm und großer Enttäuschung und Ärger, dass er so oft nicht zur Verfügung steht. Sein schrecklicher Tod bedeutet für sie, dass sie aus großem Schuldgefühl, ihn auch gehasst zu haben, ihren Ärger auf ihn unterdrückt und dass sie sich anderen gegenüber deshalb nicht gut durchsetzen kann.

Zusammenfassung

Frau R. leidet unter einer zwanghaften Persönlichkeitsstörung mit teilweiser Desorganisation bei der Durchführung ihrer Vorhaben, sie hat zwanghafte Charakterzüge mit Perfektionismus und ein unsicher-verstricktes Bindungsverhalten mit unsicher-ambivalenten und abweisenden Anteilen. Bei ihrem Kommen ist sie gefühlsblind für Schmerz und Ärger. Sie hat zudem eine depressive Persönlichkeitsstruktur mit der Unfähigkeit, gleichzeitig und dadurch ausgewogen Liebe und Hass anderen und sich selbst gegenüber zu erleben. Sie erlebt depressive Stimmungen, Verlassenheitsängste, Symptome in Organen und Organsystemen, besonders im Magen-Darm-Bereich, infolge ihrer Gefühlsunterdrückungen von Schmerz und Ärger. Sie betäubt sich mit Alkohol, um zu schlafen. Sie kommt viele Jahre in die Behandlung. Nachdem sie das Tagebuch der Mutter über ihre frühe Entwicklung mit in die Behandlung bringen kann, erkennen wir die dramatische Auswirkung der unglücklichen Familienverhältnisse und der entbehrungsvollen, überstrengen Erziehung auf sie. Bereits als Neugeborene und als Kleinkind erlebt sie starke Eingriffe in ihr spontanes Verhalten. Sie entwickelt mit ihrem Machichnicht-Verhalten und ihrem unsicheren Bindungsverhalten Notbehelfe, mit denen sie sich gegen innerliches Unwohlfühlen schützt. Zugleich tauscht sie die innerliche Stabilisierung gegen die Labilisierung in ihren sozialen Beziehungen ein. Als Erwachsene leidet sie erheblich unter ihren Ängsten und Zwängen. Im Lauf der Behandlung verändert Frau R. eine Reihe ihrer Notbehelfe erfolgreich.

Frau U.

- *Anliegen und Beschwerden*

Frau U. kommt als Vierzigerin mit dem Wunsch, ihre Schwierigkeiten und Ängste, sich in ihrer beruflichen Situation durchzusetzen, zu klären. Sie will verstehen, warum sie sich unfähig zu einer Partnerschaft fühlt. Sie hat Schwierigkeiten, ihre Vorhaben auszuführen; sie leidet unter Ängsten vor Einbrechern, sammelt sehr viel Gedrucktes und Beschriebenes, teilweise aus der Kindheit und Jugend, und leidet unter Verspannungen mit Rücken-, Nacken- und Schulterschmerzen, Herzstolpern, Schwindelgefühlen, rascher Erschöpfbarkeit, Müdigkeit, Mattigkeit und Schweregefühl in den Beinen. Sie kennt wenig Freude.

- *Aus der Familiengeschichte*

Beide Eltern wachsen im Dritten Reich heran. Der Vater nimmt am ganzen Krieg teil. Er beendet sein Studium, das er in den unmittelbaren Nachkriegsjahren beginnt, nicht. Ein Bruder der Mutter ist in den letzten Kriegsjahren gefallen. Die Mutter studiert ebenfalls nach dem Krieg und bricht bald ab. Die Eltern heiraten und bekommen im Verlauf von zehn Jahren vier Kinder. Die Mutter führt liebevoll Tagebücher über die Entwicklung der Kinder. Sie lernt einen Beruf an einer Fachhochschule und beginnt während der Kleinkinderzeit der jüngeren und der Jugend der älteren Kinder mit ihrer Berufstätigkeit. Die Bücher zu ihrer ersten und zweiten Tochter, meiner Patientin Helga[6], liegen mir vor. Der Vater trinkt, Abend für Abend wird er im Vollrausch laut und gewalttätig. Die Mutter gibt dies als Grund an, warum sie depressiv ist. Sie schämt sich für die Trunksucht des Vaters, sodass die Kinder darüber völliges Stillschweigen nach außen wahren müssen. Erst als die Kinder erwachsen sind, trennen sich die Eltern.

---

6 Namen in den Krankengeschichten generell geändert.

- *Beziehung zur Mutter*

Als kleines Kind hängt Frau U. sehr an ihrer Mutter, sie hat als Kleinkind große Trennungsängste. Wegen schlechter Schulleistungen wird die Mutter immer unzufriedener mit ihr. Die Mutter erzieht streng und straft teilweise mit Schlägen. Sie macht Frau U. immer wieder deutlich, dass sie fremde Kinder viel besser findet als sie. Sie droht öfter, der eigenen Kinder wegen noch zu sterben. Als Frau U. sechzehnjährig sich mit einem jungen Mann treffen will, unterbindet die Mutter kategorisch jeden weiteren Kontakt. Gegenüber der zwanzigjährigen Tochter erhebt die Mutter schwere Vorwürfe, dass sie sie vernachlässige, aber ganz für den Freund da sei. Die Mutter ist regelmäßig vorwurfsvoll und klagt an. Wird sie angesprochen, verweigert sie Antworten und verschließt sich schnell, oft gerät die Mutter auch in Absencen.

- *Beziehung zum Vater*

Helga und ihre Geschwister fürchten den betrunkenen Vater. Besonders schlimm ist für Helga – sie ist vielleicht fünf Jahre alt –, dass der Vater Anna, die Älteste, fast totschlägt. Er untersucht sie und ihre Schwester als Jugendliche regelmäßig nackt. Er gibt an, dass er sich sorgte, sie könnten Haltungsfehler entwickeln. Der Vater schlägt die Mutter im Rausch. Einmal bekommen die Kinder dabei so riesige Angst um sie, dass sie versuchen, die Mutter vor ihm zu schützen. Zutiefst befremdlich ist für sie, dass sich die Mutter danach an die Gewalttat des Vaters nicht erinnern kann. In der Behandlung vermuten wir, dass die Mutter tief geistesabwesend (dissoziiert) gewesen sein könnte.

Die Erziehung – das Babytagebuch

- *Mangel an Einfühlung und Zuwendung – Verlassenheitserfahrungen*

Die Mutter versucht – so wie es früher durchaus üblich war –, bereits die Babys und Kleinkinder an den Lebensrhythmus der Eltern und der Familie anzupassen. Sie schafft keine ausreichenden Voraussetzungen für eine gute Entwicklung der Babys und Kleinkinder. Sie weiß weder, wie bedroht sich Babys und Kleinkinder fühlen, wenn sie keine ausreichende Nähe zur Mutter erleben und niemand kommt, wenn sie um Hilfe rufen und schreien, noch, dass Babys natürlich auch nachts darauf angewiesen sind, zweimal gefüttert zu werden. Sie beginnt viel zu früh, Karottenbrei zuzufüttern, vielleicht am Abend als Versuch, das Baby durchschlafen zu lassen. Auch die Fachleute wissen in den Fünfzigerjahren nicht (manche auch heute nicht), dass Babys und Kleinkinder in ihrem angeborenen Bindungsverlangen auf die unablässige Nähe von Mutter, Vater oder Betreuerinnen angewiesen sind und in den ersten Monaten am besten viel getragen werden. Wahrscheinlich kann die Mutter nicht spontan und natürlich mütterlich mitfühlend auf die Kinder eingehen, weil sie selbst ähnlich uneinfühlsam erzogen ist. So fühlt sie nicht mit den Kindern, wenn sie sich verlassen fühlen und schreien oder satt sind und nicht mehr trinken oder essen wollen. Dagegen beschreibt die Mutter, wie sie ausgesprochen stark mit der kleinen Anna mitfühlt und es ihr schier »selbst das Herz in der Brust« herumdreht, als die Kleine bei ihrer Pockenimpfung mit elf Monaten bitterlich weint.

Anders wertet die Mutter die regelmäßigen Hilfeschreie von Anna, wenn sie darauf angewiesen ist, aufgenommen zu werden. Wenn die Kleine schreit, schreibt die Mutter im Tagebuch tagsüber vom »Schreistündchen« und nachts vom »Theater«, das das Baby aufführt. Dass die Mutter über Anna das acht Wochen alte Baby vermerkt, »sie lässt das Verständnis für das nächtliche Ruhebedürfnis der Eltern« vermissen, zeigt, wie krass uneinfühlsam die Mutter diesbezüglich ist. Im Tagebuch für Helga, sie ist acht Wochen alt, lesen wir, dass die Mutter der Mutter bei einem Besuch ungehalten reagiert, weil das Baby nicht durchschläft.

Wir wissen heute, dass die Kinder aus Angst schreien, wenn sie in ihrem dringenden Bindungsbedürfnis nicht aufgenommen oder sogar zusätzlich getrennt und in ein anderes Zimmer abgestellt werden. Das Kind in einem anderen Raum unterzubringen, gehörte damals

zum erzieherischen Standard. Die Mutter kann deshalb nicht verstehen, dass ihre Babys in Not waren und immer wieder schreien.
Zwei Jahre ist Helga alt, als die beiden älteren Geschwister vier Wochen bei einer Oma sind. Die Mutter nimmt, jetzt nur mit Helga als Kind, deutlich wahr, dass ihr zweijähriges Töchterchen, das bis dahin anscheinend immer mit den beiden Älteren zusammen war, sich verlassen fühlt, nicht mehr allein bleiben will und klammert. Die Mutter erklärt sich das mit dem starken Regen und mit dem Wind, der ein Fenster zuschlagen und die Scheibe splittern lässt. Auch dass Helga mit drei Jahren im Kindergarten nicht von der Seite des älteren Bruders weicht, bezieht die Mutter, die gut beobachtet und sorgfältig aufschreibt, nicht auf Helgas Trennungsangst im Kindergarten.

- *Strenge und Gewalt gegenüber den Töchtern*

Die Mutter dokumentiert, dass sie den Willen, zumindest der älteren Anna, bricht. Sie schreibt, dass das acht Wochen alte Baby und auch noch das neun Monate alte Kleinkind fünfmal den Löffel mit dem Brei ausspuckt, wenn sie versucht, sie zuzufüttern. Dann führt sie ihn so tief in den Rachen ein, dass die Kleine wegen des Schluckreflexes schlucken muss. Anna fürchtete ein Leben lang, dass ihr beim Zahnarzt Instrumente in den Rachen fallen könnten, und vermied nach Möglichkeit Zahnbehandlungen. Ihr war der Zusammenhang zur zu frühen Löffelfütterung nicht bekannt.
Die Mutter schreibt in ihrem Tagebuch, wie sie die fünf Monate alte Anna einmal, als sie wieder nicht essen will, heftig im Bett ablegt und sie festbindet.
Dass sie zur Strafe auch schlägt, erwähnt die Mutter an keiner Stelle. Dagegen erinnert Frau U. sich an Schläge. Auch lässt die Mutter offen, wie sie Helga bestraft, wenn die Dreijährige unbotmäßig zornig ist. Die Mutter beschreibt Helgas Zorn als so schlimm, dass die ganze Familie vor der Kleinen zittert. Allerdings hält sie fest, dass Helga die Versöhnung später »unglaublich feiert«. Die Kleine ist offenbar durch die Bestrafung vorher zutiefst geängstigt. In der Behandlung nehmen Frau U. und ich an, dass die Strafe wahrscheinlich darin be-

standen hat, dass die Mutter sich lange abgewendet und nicht mehr mit Helga gesprochen und sie wie Luft behandelt hat. Mit Kindern zur Strafe nicht mehr zu sprechen, ist ein immer wieder angewandtes Erziehungsmittel.

Beide Mädchen beschreibt die Mutter als dünn, als sie ausführlich über die Ernährung berichtet. Die Reinlichkeitsdressur mit dem Topf beginnt die Mutter mit acht Monaten. In diesem Alter sind Kinder überfordert, längere Zeit auf dem Topf still zu sitzen. Eltern verlangen das aber streng oder unterstreichen die Forderung mit Schlägen oder indem sie die Kinder festbinden.

- ***Zerstreutheit, Perfektionismus***

Die Mutter berichtet von der zehnjährigen Helga, »dass sie eben eine gewisse Zeit benötigt, bis sie etwas verstanden hat«. Das lässt an eine unbewusste Verweigerung als Lernhemmung denken – Zuwiderhandeln. Dazu passt die Aussage der Mutter, dass Helga »weiterhin sehr gewissenhaft und fleißig ist, aber auch sehr langsam«[7].

- ***Verlassenheitsangst aus temporärer Vernachlässigung***

Die Babys und Kleinkinder werden nur nach der Uhr aufgenommen. Ihre Hilferufe bei Tag und bei Nacht zwischendurch werden ignoriert. Helga ist mit zwei Jahren zum ersten Mal von ihren Geschwistern vier Wochen getrennt, in dieser Zeit weicht sie nicht mehr von der Seite der Mutter. Vernachlässigung und Verlassenheit tragen zur inneren Verschlossenheit bei und verursachen Verlassenheitspanik und unsicheres Bindungsverhalten.

- ***Verlassenheitspanik wegen der Neigung der Mutter zu dissoziieren***

In der Behandlung gerät Frau U. sehr schnell in Angst und unterdrückte Panik, wenn ich einige Minuten schweige und nicht gleichbleibend mit regelmäßigem »Ja« ihre Schilderungen begleite. Es gibt eine Familienszene, in deren Verlauf der betrunkene Vater im Streit

---

7 Mehrere Betroffene berichten, dass sie als Schulkinder »langsam« gewesen wären.

die Mutter heftig verprügelt, sodass sich die Kinder dazwischenzuwerfen versuchen. Die Mutter kann sich später an die Misshandlung durch den Vater nicht erinnern. Wenn Eltern häufig geistesabwesend (dissoziiert) reagieren, wirkt sich das auf die Kinder als zutiefst ängstigend aus. Sie sind bei der Wiederannäherung an die Eltern oft ähnlich stark geängstigt wie physisch misshandelte Kinder[8]. Sie erleben die Absence der Eltern so bedrohlich, als ob die Eltern wirklich nicht da wären.

- ***Unsicher-ambivalentes, vermeidendes und verstricktes Bindungsverhalten***

Frau U. erlebt als Mädchen depressive Zustände, die ursächlich mit den regelmäßigen Verlassenheiten in Augenblicken ihrer kindlichen Not zu tun haben. Vergeblich nach der Mutter zu schreien lässt die Kleine hilflos, hoffnungslos, trostlos und verzweifelt werden. Sie entwickelt außerdem als Kind ein unsicher-ambivalentes Bindungsmuster und klammert sich häufig an ihre Geschwister an. Allein kann sie nicht im Kindergarten bleiben. Später verhält sie sich auch unsicher-vermeidend und verschließt sich sehr. Sie öffnet sich Freunden oder Partnern nur halb. Sie unterdrückt Schmerz und Ärger regelmäßig und spürt sie nicht mehr, als sie in die Behandlung kommt. In ihrer letzten Partnerschaft mit einem Mann verschließt sie sich sehr und bleibt zurückhaltend. Sie rechnet von vorneherein mit einer nur kurzen Beziehung und damit, dass ihr eine andere Frau den Mann wegnehmen wird. Sie zeigt ihrem Partner ihre Liebe nur halb. Als er ihr aus einem Urlaub ein schönes Kleid mitbringt, zieht sie es nicht an. Erst nach der Trennung trägt sie es lange. Auch ihren Freundinnen gegenüber bleibt sie recht verschlossen.

- ***Strenge, Überforderung, Ablehnung, schweigende Abwendung, Spott***

Helga verinnerlicht als Kleinkind die Strenge der Mutter. So entwickelte sie eine besonders folgsame, untertänige und ordentliche Seite.

8 Die Bindungsforscher nennen das Verhalten der Kinder dann »desorientiert«.

Sie ist eine der Betroffenen, die außer sich sind vor Schuldgefühlen, wenn sie zwei Minuten später kommen als verabredet. Als Erwachsene denkt und spricht Frau U. oft untertänig, sie kann sich auch deshalb beruflich nur schwer durchsetzen. Gleichzeitig tritt sie anderen gegenüber, wenn auch völlig unbewusst, streng auf. Frau U. erlebt sich schnell abgelehnt, auch wenn dem in der Gegenwart einer Begegnung nicht so ist. Dass Helga als Kind offensichtlich dramatisch abgelehnt wurde, wenn sie Ärger zeigte, veranlasste das Mädchen, nicht mehr ärgerlich zu werden und Ärger bewusst nicht mehr zu fühlen. Weil ihr bewusster Ärger oft fehlt, kann sie sich als erwachsene Frau beruflich und privat schlecht abgrenzen.

- ***Streit zwischen den Eltern, Gewalttätigkeit des betrunkenen Vaters, Angst vor Vereinnahmung***

Der Vater ist oft betrunken, verletzt sich, blutet im Gesicht, zerbricht seine Brille, schimpft und schlägt die Mutter und die Kinder, wiederholt gerät er bei Alkoholpausen ins Delirium, sieht dann Hunde und Katzen über die Zimmerdecke laufen, fühlt sich verfolgt, sodass Helga zutiefst geängstigt und belastet ist. Voller Scham erlebt sie seine sexuellen Übergriffe. Deshalb fürchtet sie als Erwachsene größere Nähe mit Männern. Nur als Zwanzigjährige lebt sie eine Freundschaft mit einem Mann über längere Zeit in teils offener Auflehnung gegenüber der Mutter. Sie neigt über längere Lebensabschnitte hinweg dazu, sich aus Angst vor Verlassenheit, Unterdrückung und Gewalt völlig von einer Beziehung zu einem Mann fernzuhalten, während sie immer Freundinnen hat. Sie lässt sich auch auf eine Dreierbeziehung ein, in der der Partner noch eine Zeit lang seiner früheren Partnerin verbunden bleibt.

- ***Beurteilung der Entwicklung***

Die Mutter ist anscheinend bereits in der Frühentwicklung von Frau U. depressiv. Sie trennt sich nicht von ihrem unglücklichen und vom Alkohol abhängigen Mann, sie versucht, das familiäre Elend vor der Außenwelt zu verbergen und kann über die gegebenen Verhältnisse nicht trauern. Sie ist für die kleine Helga nicht ausreichend emotional verfügbar. Innerlich entwickelt sich Frau U. deshalb zutiefst unsicher und hoffnungslos, die Mutter zu ausreichender Nähe veranlassen zu können. Sie erlebt die familiären Spannungen und die streitenden Eltern und lehnt sich emotional an den beiden älteren Geschwistern an. So hält sie ihre Verlassenheitspanik in Schach. Die erkennbaren Mangelerfahrungen verursachen ihre depressiven Affekte.

Während sie sich zu kindlicher Unabhängigkeit und Autonomie entwickelt, wird sie sehr belastet, weil die Mutter sie streng maßregelt, wenn sie ärgerlich wird, und ihr regelmäßig vorhält, wie viel besser andere Kinder sind. Offensichtlich hasst die Mutter in der Tochter eigene Schwächen, die sie unbewusst ihrer Tochter zuschreibt. Helga lernt in depressiver Weise, sich selbst zu verachten, zu beschämen und zu beschuldigen. Ihr unbewusstes und regelmäßiges Zuwiderhandeln entwickelt sie als wohl zum Essen und Schlafen gezwungenes Baby. Als Kleinkind kann sie die Anforderungen ihrer strengen Erziehung verinnerlichen und bildet zwanghafte Charakterzüge aus mit Hang zum Perfektionismus. In ihren Beziehungen zu Männern ist sie tief zwiespältig, weil sie sich danach sehnt, geliebt und geachtet zu werden. Gleichzeitig ist sie aber voller Angst, vereinnahmt und bevormundet und verletzt zu werden. Wegen ihrer Verlassenheitsängste neigt sie zu übersteigerter Eifersucht.

Sie studiert anscheinend auch in unbewusster Rivalität mit der Mutter. Offenbar aus Schuldgefühl, weil sie unbewusst mit ihrem Erfolg Rachefantasien gegenüber der Mutter verbindet, bricht sie wie die Mutter ihr Studium ab, arbeitet lange in untergeordneten Stellungen, sucht als Außenseiterin und Aussteigerin ihren adoleszenten Protest zu leben, findet verzögert zum Studium und Abschluss. Sie sucht die Behandlung auf, weil eine Partnerschaft wie frühere auch scheitert.

Zusammenfassung

Frau U. leidet unter einer zwanghaften Persönlichkeitsstörung mit teilweiser Desorganisation bei der Durchführung ihrer Vorhaben, sie hat zwanghafte Charakterzüge mit Perfektionismus und ein unsicher-verstricktes Bindungsverhalten mit unsicher-ambivalenten und abweisenden Anteilen. Zu Beginn der Behandlung ist sie gefühlsblind für Schmerz und Ärger. Sie hat zudem eine depressive Persönlichkeitsstruktur und vermeidet, gleichzeitig und dadurch ausgewogen Liebe und Hass anderen und sich selbst gegenüber zu erleben. Sie hat depressive Stimmungen, Verlassenheitsängste, Symptome in Organen und Organsystemen infolge ihrer Gefühlsunterdrückungen von Schmerz und Ärger. Als Selbstbehandlung gegen Zustände der Leere sammelt sie zwanghaft, vor allem Bedrucktes.

Die wertvollen Daten aus den liebevoll geführten Babytagebüchern über ihre beiden Töchter Anna und Helga[9] dienen hier als Hilfe, uns annähernd die familiären Entwicklungsbedingungen vorzustellen. Sie helfen uns, die Entstehung der depressiven Symptomatik, der zwanghaften Persönlichkeitsstörung, des Zwangscharakters und des unsicher-abweisenden und unsicher-verstrickten Bindungsmusters von Frau U. und offensichtlich auch ihrer Schwester besser zu verstehen. Die Konstruktion der frühen Beziehungserfahrungen mithilfe der Aufzeichnungen der Mutter und aus den Behandlungserfahrungen zeigt eine unglückliche und zerrüttete Familie. Beide Eltern gehören zu der in meinen Augen »verlorenen« Generation der im Dritten Reich Jugendlichen und jungen Erwachsenen, die, vom Nazi-Regime verführt und missbraucht, die Ideologie zuerst gelernt haben und dann als verbrecherisch verdrängen mussten. Trauer über die verlorene und oft als grandios erlebte Welt wurde in der Nachkriegszeit verboten.

Der Vater ist Soldat, hat eine wahrscheinlich innige Liebesbeziehung zu einem Mitsoldaten, der getötet wird. Er findet nicht mehr zu einem geregelten bürgerlichen Leben zurück. Die Mutter ist allem Anschein nach sehr streng und kirchlich erzogen, ist als Mädchen im Vergleich zum Bruder wahrscheinlich weniger geliebt, leidet vermutlich unter Schuldgefühlen, weil er blutjung freiwillig in den Krieg gezogen an der Front stirbt. Sie hat ähnliche Schwierigkeiten mit dem

9 Die Namen sind verändert.

Studium wie der Vater, sie bricht ab, beide vielleicht aus einer tiefen unbewussten Schuldüberzeugung, überlebt zu haben. Beide suchen möglicherweise in der Ehe die Lösung ihrer Not, ohne sie in Ehe und Elternschaft zu finden. Beide Eltern sind sehr unglücklich und bewältigen ihre Not nur auf Kosten einer tiefen Verunsicherung und Beschädigung der Kinder in ihrer Entwicklung. Unglücklich zu sein bricht erfahrungsgemäß die Fähigkeit mitzufühlen. So überrascht nicht, dass die Mitteilungen der Patientin als auch die Daten aus den Tagebüchern über die Entwicklung der älteren Töchter eine überstrenge, von Entbehrungen an Zuwendung geprägte Erziehung mit regelmäßiger moralischer und physischer Gewalt zeigen. Depressive Symptome kommen mit verschiedenen Verhaltensmustern einer zwanghaften Persönlichkeitsstörung bei allen vier Kindern zusammen. Anna ist eine tief unglückliche Frau geworden. Sie hat ihre große Sammlung in zwei Mietwohnungen untergebracht, lässt an ihrem Arbeitsplatz die Buchhaltung schleifen und gleicht die Außenstände im Laufe der Jahre immer wieder persönlich aus. Sie macht immer höhere Schulden. Sie lebt allein.
Helga hat offensichtlich anders als Anna in ihrer frühen Entwicklung mehr Sicherheit in ihren Bindungen durch die Nähe zu den beiden älteren Geschwistern erfahren. Sie bewältigte die große Belastung durch das elterliche Unglück und die Strenge der Mutter mithilfe von Psychotherapien und entwickelt sich beruflich und mithilfe der analytischen Behandlung mehr und mehr zu einer innerlich und in ihren sozialen Beziehungen freieren Frau.

Frau O.

- ***Anliegen und Beschwerden***

Sie wird kurz vor ihrer Mündigkeit vom Vater in die Behandlung gebracht, weil die Eltern hilflos ihre großen Schwierigkeiten erleben. Sie fühlt sich sehr unglücklich. Sie hat seit vielen Jahren übermäßige Ängste, selbstständig ihren Alltag zu bewältigen, selbst einkaufen zu gehen, die Busfahrkarte im Bus zu lösen, sich selbst die Kleider beim Einkauf auszusuchen, ihre schulischen Aufgaben unabhängig von der Mutter zu machen. Sie hat riesige Ängste, sich im Unterricht mit eigenen Leistungen zu zeigen, sie hat verschiedene Versuche, ein Musikinstrument zu lernen oder in einem Hobby aktiv zu bleiben, abgebrochen. Sie isoliert sich von ihren Altersgenossinnen, sie bevorzugt telefonischen Kontakt zu Freundinnen. Sie macht die Nacht zum Tag, surft zwanghaft und lange im Internet, hat große Ängste, sich zu beschmutzen, wäscht sich deshalb übermäßig gründlich die Hände, spült zwanghaft wiederholt ihre Haare nach dem Waschen, muss die Lichter im Haus nachts in einer streng vorgegebenen Reihenfolge löschen, weil sie überzeugt ist, dass sonst die Eltern oder der Bruder Schaden erleiden. Auch beim Tischdecken verteilt sie sorgsam das Besteck so, dass alle etwa gleich viel beschädigtes oder abgenutztes Besteck im Gedeck haben. Sie verspätet sich regelmäßig und bei allen Gelegenheiten. Sie wehrt sich oft nicht bei Angriffen und spürt keinen Ärger. Wird sie angegriffen, weil sie den Bus verpasst hat, kann sie die Kontrolle verlieren und rumtoben.

- *Unglückliche Familienverhältnisse*

Die Großmutter mütterlicherseits wird auf einem Bauernhof groß. Sie macht keine Ausbildung. Sie geht der damaligen Zeit gemäß ganz in der Familie auf. Der Großmutter ist immer viel daran gelegen, so erzählt die Mutter, dass die Mutter als Mädchen immer adrett wie ein Püppchen gekleidet ist. Sie erinnert sich an keine Wertschätzung ihrer Eltern. Die Großeltern geben den Beruf der Mutter im Testament als »Verkäuferin« an und ignorieren ihren akademischen Studienabschluss. Die Mutter von Frau O. jobbt stundenweise als Verkäuferin.

Der Großvater mütterlicherseits soll ein strenger Patriarch sein. Er hält große Stücke auf seine beruflich erfolgreichen Söhne und verachtet offensichtlich die Tochter. Als junge Frau lehnt sich die Mutter gegen ihn auf, tritt aus der von ihren Eltern sehr geschätzten Kirche aus. Sie studiert und heiratet nach dem Studienabschluss und bekommt zwei Kinder. Sie hält die Verbindung zu ihrem Elternhaus bis heute aufrecht und verlangt von Frau O., die Besuche bei den Großeltern mitzumachen. Frau O. leidet unter den Spannungen zwischen Mutter und Großeltern.

Der Vater wird als Kind viel geschlagen. Er erkrankt bereits als junger Mann schwer und bleibt deshalb gesundheitlich labil. Frau O. beschreibt ihn als Mann, der lange still bleibt, aber dann seinen Ärger nicht mehr beherrschen kann und schlägt, boxt und schreit. Er hat auch anderen Eltern vorgeschlagen, notfalls in der Erziehung zu schlagen.

Die Mutter hat, Frau O. ist schon Schülerin, über längere Zeit eine außereheliche Liebesbeziehung und empfängt ihren Liebhaber offen im Haus der Familie. Der Vater duldet diese Liaison. Er gibt die Anrufe des Freundes im Haus der Familie offen an die Mutter weiter, und die Kinder erleben dies mit. Die Mutter ist nach der Trennung von diesem Mann lange Zeit in ambulanter und stationärer psychotherapeutischer Behandlung. Frau O. wird deshalb von einer kinderlosen Patentante der Mutter und von deren Mann versorgt. Bei ihnen lebt sie längere Zeit ganz und über viele Jahre hinweg teilweise.

Die Spannungen zwischen den heranwachsenden Kindern und den Eltern sind erheblich. Aus einem einjährigen Auslandsaufenthalt schreibt der 16-jährige Bruder nur der Mutter. Er leidet sehr unter Heimweh. In seiner Abwesenheit schläft der Vater im Bett von Frau O., sie im Bett des Bruders, die Mutter in ihrem Zimmer und nicht im ehelichen Schlafzimmer.

- *Beziehung zur Mutter*

Die Mutter will nach der Heirat Kinder haben, so erzählt sie, der Vater nicht. Die Mutter überträgt Frau O. über den errechneten Geburtstermin hinaus, sodass die Geburt eingeleitet werden muss. Im Fotoalbum über die Babyzeit von Frau O. schreibt die Mutter, dass ihr Kind sicher mit dem Laufenlernen von ihr weggehen und sie verlassen wird. Frau O. hängt sehr an der Mutter, und anderen fällt das auf.

Die Mutter kann eiskalt abweisend sein, wenn Frau O. als Kind oft nicht schlafen kann und zu ihr geht. Sie nimmt Frau O. nicht in den Arm und schickt sie einfach zurück in ihr Zimmer.

Voller Angst erlebt Frau O. als Kind und Jugendliche, dass die Mutter ihre Selbstkontrolle verliert und im Haus herumschreit, sich umbringen zu wollen. Sie macht dem Vater Vorwürfe, dass sie sich wegen der Kinder nicht verwirklichen kann! Die Mutter schlägt Frau O. als Kleinkind, Schulkind und Jugendliche bei Ungehorsam auf den Rücken und Po. Manchmal droht sie, sie werde noch sterben, weil Frau O. so ungehorsam sei.

Die Mutter ist seit Jahren tief überzeugt, dass Frau O. in allem scheitern wird, was sie auch in Angriff nimmt. Nach der erfolgreichen Fahrprüfung von Frau O. ruft der Onkel zu Hause an und spricht die Erfolgsmeldung auf den Anrufbeantworter. Als Frau O. nach Hause kommt, empfängt die Mutter sie unter der Tür mit dem Ausruf, dass das doch nicht stimmen könne! Frau O. reagiert darauf, als ob die Mutter recht hätte, und setzt sich seit vier Jahren nicht mehr ans Steuer eines Autos.

Heute hat Frau O. zur Mutter ein sehr zwiespältiges Verhältnis. Auf der einen Seite spricht sie mit ihr über vieles sehr offen, und die Mutter vertraut sich ihr anscheinend offen an. Deshalb steht die Mutter ihr von allen in der Familie am nächsten. Nach der Rückkehr aus dem Auslandspraktikum ist Frau O. über die kühle und distanzierte Begrüßung durch ihre Mutter befremdet. Verunsichert liest sie im Tagebuch der Mutter, in dem sie schon früher regelmäßig nachgelesen hat, wenn sie das Verhalten der Mutter ihr gegenüber nicht verstanden hatte. Schockiert liest sie, dass sie Versagerin wäre und eine unerträgliche Belastung, dass sie am besten nie wiederkäme, dass sie in ihrer Ausbildung ohnehin scheitern und es nie zu etwas bringen und die Fachhochschulreife nie schaffen wird. Dagegen sei der Bruder ein so erfolgreiches Kind. Der Vater bemerkt, dass Frau O. weint, er klärt den Zusammenhang zur Lektüre des Tagebucheintrags, die darauf angesprochene Mutter meint, Frau O. hätte das doch nicht lesen müssen, im Übrigen kenne sie doch selbst hasserfüllte Augenblicke. Frau O.

meldet sich am nächsten Tag vom Kurs zum Erwerb der Fachhochschulreife ab, obwohl der Schulleiter ihr zuredet zu bleiben. Die Mutter schreibt auch, dass sie eine tiefe Abneigung gegen die Tochter hat, weil sie eine gut ausgebildete weibliche Figur hat. Die Mutter selbst ist ausgesprochen mager. Die Mutter bevormundet und beeinflusst Frau O. nicht nur indirekt übers Tagebuch, sondern auch direkt, indem sie über sie ohne Respekt vor deren Autonomie und Grenzen verfügt. Zum Abschluss eines Familiengesprächs zu Beginn der Behandlung bittet Frau O. die Eltern, ihr mehr Unabhängigkeit zuzugestehen und sie aber nicht fallen zu lassen. Tags darauf beordert die Mutter ohne vorherige Rücksprache mit Frau O. ihren Bruder, mit Frau O. praktische Fahrübungen zu machen, was Frau O. ablehnt.

Die Mutter rät ihr auch von Schritten ab, durch die sie unabhängiger wird. So hat sie auch mehrfach Frau O. davon abgeraten, sich in der Stadt eine Wohnung zu nehmen, in der sie nach dem erfolgreichen Schulabschluss arbeitet. So bleibt Frau O. im Elternhaus, nimmt einen längeren Weg zur Arbeit auf sich. Gleichzeitig klagt die Mutter im Tagebuch, wie schrecklich die Tochter im Haus zu ertragen sei. Frau O. ist aufgefallen, dass die Mutter eigene Erfolge niederzumachen pflegt. Sie kann aber nicht verstehen, dass die Mutter auch die Erfolge der Tochter entwertet und ihr vorwirft, sie lernte nicht genug, obwohl Frau O. erfolgreich die Berufsausbildung an der Fachoberschule abgeschlossen hat und arbeitet.

- *Beziehung zur Tante*

Sie wurde von der Patentante im Lauf der Jahre wie ein eigenes Kind behandelt und in Anspruch genommen.

Noch heute erntet Frau O. Vorwürfe, wenn sie die Tante nicht regelmäßig besucht, bei ihr schläft und aus den Ferien regelmäßig schreibt. Sie wurde auch in die Feindschaft zwischen der Großmutter mütterlicherseits und der Tante hineingezogen und musste bei der einen verheimlichen, wenn sie bei der anderen gewesen war.

Frau O. schläft, bis sie sechzehn Jahre alt ist, mit im Bett der Tante. Als sie das nicht mehr will, reagiert die Tante mit dramatischen

Drohungen, die Beziehung abzubrechen. Nun schläft Frau O. bei Besuchen im Bett des Onkels und dieser auf der Couch im Wohnzimmer.

- *Beziehung zum Vater*

Im Elterngespräch beklagt der Vater, dass er für Frau O. viel machen müsse, z. B. muss er sie wecken oder muss sie zu ihrer Schule chauffieren, wenn sie zu spät für den Bus ist. Auf der anderen Seite kann er sich manchmal nicht von ihr abgrenzen und weint mit ihr, wenn sie innerlich zerrissen zwischen Wollen und Machichnicht weint.

- *Mangel an ausreichender Zuwendung, depressive Verfassung*

Sie fühlt sich häufig müde, schwach, hat Rückenschmerzen, Kopfschmerzen, Bauchschmerzen, friert und schwitzt stark und errötet schnell. Kommt sie nach Hause und ist niemand da, hat sie Heißhunger, isst viel, stopft das, was sie im Kühlschrank findet, wahllos in sich hinein und leidet darunter zuzunehmen. Schon als Kind nascht sie heimlich.

- *Zuwiderhandeln, Zerstreutheit*

Schon immer macht ihr das schulische Lernen zu schaffen. Musisches Lernen, z. B. spielt sie Blockflöte, oder ihren Sport bricht sie ab. Sie neigt oft dazu, erst aufzuschieben, was sie vorhat, und dann doch ganz zu lassen. Wenn sie sich hinsetzt und lernen will, gibt es zugleich etwas in ihr, so erzählt sie, was sie daran hindert. Sie fühlt sich dann wie gelähmt. Dann fängt sie an, mit ihren Gedanken vom Thema abzuschweifen und zu träumen. Beim Schreiben verkrampft sie ihren Arm. Während sie erzählt, schüttelt sie häufig den Kopf, ohne dass sie sich dessen bewusst ist. Sie verneint unbewusst genau das, was sie gerade aussagt.

- *Perfektionismus*

Sie leidet unter großen Ängsten, etwas falsch zu machen. Das ist schon lange so. In ihrer Angst, Fehler zu machen, braucht sie lange für ihre schulischen Hausaufgaben und hat schlechte Schulleistungen. Erledigt sie etwas und macht sie Hausaufgaben, gerät sie in erhebliche Anspannung und arbeitet ohne Freude. Mathematik ist für sie ganz schlimm. Sie plant oft sehr ausführlich bis ins Detail, wie sie ihre Aufgaben erledigen kann und nach welchem Schema sie lernen kann. Sie verwendet darauf so viel Zeit, dass sie dann nicht mehr zum eigentlichen Lernen kommt. Deshalb entschließt sie sich wenige Tage nach Beginn der Behandlung, ihr Abi zu schmeißen. Die Eltern versprechen, ihre Entscheidung mitzutragen, als sie ihnen von ihrem Vorhaben und von ihrem Horror erzählt, im Unterricht einen eigenen Tanz vorzuführen. Die Schulleiterin versuchte sie abzuhalten und beschwört sie, das Abitur zu machen, da sie es sicher gut bestehen könne.

- *Zweifel*

Häufig kommt sie in die Stunden und bleibt unter der Tür mit zweifelndem Blick stehen, fragt vorsichtig, ob sie zur richtigen Zeit und zum richtigen Tag gekommen sei. Manchmal ruft sie auch an und lässt sich bestätigen, dass sie den richtigen Termin vorgemerkt hat! Oder in den Fahrstunden entscheidet sie sich sehr schwer, wie sie an Kreuzungen, im Kreisverkehr oder an Straßeneinmündungen abbiegen soll. Was ist richtig? Sie hat allein schon große Ängste, einen Bus zu nehmen, da sie nicht sicher ist, ob sie fähig ist, die Busfahrkarte zu kaufen.

- *Zwänge*

Zu Hause wäscht sie sich ständig die Hände und oft die Haare. Wenn sie ins Bad geht, braucht sie sehr lange, weil sie sich gründlich von oben bis unten reinigt. Wäscht sie sich die Haare, nimmt sie sich viel Zeit und spült lange, bis sie sicher sein kann, den letzten Rest Shampoo ausgespült zu haben. Wenn es ihr morgens nicht gelingt, das Augenmakeup gut aufzutragen, fühlt sie sich während des ganzen Schultages unwohl. Sie hat für das Waschen, das Aufräumen, das Tischdecken, das Löschen der Lichter nachts, wenn sie als Letzte in der Familie ins Bett geht, Rituale entwickelt. Sie achtet sorgfältig darauf, dass sie abgegriffene Bestecke »gerecht« auf alle Familienmitglieder verteilt, wenn sie den Mittagstisch deckt, oder sie kontrolliert vor dem Schlafengehen alles in ihrem Zimmer, ob es ordentlich ist, und zieht die Stecker aus den Steckdosen. Kauft sie ein, scheut sie sich, Waren aus der ersten Reihe zu nehmen, weil diese öfter angefasst und beschmutzt sein könnten.

- *Verlassenheitsangst*

Frau O. leidet als Kind unter Ängsten im Dunkeln, bei Einsamkeit und vor Trennungen, ist oft traurig, kann schlecht schlafen, ist durch Albträume geängstigt und hat starkes Heimweh. Sie lutscht lange Daumen. In dem Jahr, in dem die Mutter in einer Klinik behandelt wird, besucht der Vater mit den Kindern an jedem Wochenende die Mutter. Frau O. erlebt, dass weder die Eltern noch die Pflegemutter sich darum kümmern, wie niedergeschlagen sie ist und wie schlecht es ihr geht. Sie fängt ihre Niedergeschlagenheit ein Stück weit auf, indem sie sich ganz auf die schulischen Aufgaben einlässt. Vor der Abreise zu ihrem Auslandspraktikum wendet sich die Mutter spürbar von ihr ab und reagiert bei der Wiederkehr abweisend.

- *Unsicher-ambivalentes, vermeidendes und verstricktes Bindungsverhalten*

Wenn sie anderen begegnet, ist sie tief verunsichert. Sie hat Angst, aus dem Haus zu gehen und einzukaufen. Schon lange hat sie Angst, Freunde anzurufen. Sie bemüht sich, dass sie von anderen angenommen wird und einen guten Eindruck macht. Da sie zweifelt, dass ihr das gelingt, lebt sie seit Langem sehr zurückgezogen. Sie sagt zu, auf eine Einladung zu kommen, und geht dann oft doch nicht hin. Sie zweifelt schnell, ob freundschaftliche Zuwendung durch Freundinnen ernst gemeint ist. Wenn sie mit Freundinnen zusammen ist, kann sie ihre Ängste auch vergessen und ausgelassen sein.

- *Gefühlsblindheit, Verlust der Ärgerkontrolle*

Zu Beginn der Behandlung versucht Frau O. in schmerzlichen Augenblicken ihre Tränen und den Ausdruck ihres Schmerzes voll Scham zu unterdrücken und wendet ihr Gesicht weit ab. Als ich erläutere, dass sie offensichtlich ihren Schmerz, ihre Tränen zu unterdrücken versucht, dass sie sie früher wahrscheinlich der Mama ersparen wollte, lächelt sie und erinnert sich, dass die Mutter immer erzählt, dass sie ein glückliches kleines Mädchen war, das selten weinte. In den Augenblicken, in denen sie von der Mutter über die Tagebucheintragungen oder direkt schwer provoziert wird, spürt sie keinen Ärger, stattdessen fühlt sie sich schuldig und handelt dann im Handumdrehen so, wie die Mutter ihr das prophezeit hat – gewissermaßen wie eine Schuldige, die Strafe verdient hat. Wenn sie sich schon morgens so verspätet, dass sie den Bus zur Schule auswärts verpasst, kehrt sie um. Bekommt sie dann Vorwürfe zu hören, kann sie plötzlich so wütend werden, dass sie herumschreit und eine Szene macht.

- *Beurteilung der Entwicklung*

Die bekannten Daten zur Mutter sprechen dafür, dass sie in ihrer eigenen Entwicklung sehr belastet ist. Sie ist ihren Eltern, zumindest als Mädchen, offensichtlich unerwünscht und leidet selbst unter großen Verlassenheitsängsten. Als Heranwachsende lehnt sie sich entschieden gegen den Vater auf, bleibt aber mit ihrer eigenen Familie praktisch der Elternfamilie verbunden. Anscheinend ist sie wegen des traditionellen Erziehungsstils, der sie veranlasst, die Babys nicht aufzunehmen, wenn sie um Hilfe rufen, zum anderen auch wegen ihrer eigenen Erfahrungen als unerwünschtes Kind nicht ausreichend für Frau O. als Baby und Kleinkind verfügbar. Hinzu kommt, dass sie bereits wenige Monate nach der Geburt von Frau O. mit dem Bruder schwanger wird. So ist Frau O. mangelhaft in ihrer Babyzeit geborgen, was als Ursache ihrer ***depressiven Affekte*** mit frühkindlichen Ängsten und depressiven Stimmungen gelten kann. Bald nach der Geburt fürchtet die Mutter bereits, sobald Frau O. laufen lernt, von ihr verlassen zu werden. Deshalb versäumt die Mutter offenbar unbewusst, dass ihre Tochter ungestört und von ihr gefördert eigenständig und unabhängig wird. Frau O. entwickelt so ein unsicher-ambivalentes, offen trennungsängstliches Bindungsverhalten. Von früh an leidet sie unter großen Ängsten, sich unabhängiger zu bewegen. Wahrscheinlich wird Frau O. im ersten Lebensjahr mit Strenge und Zwang zur Reinlichkeit auf dem Topf und zum Essen nach der Uhr und zu reichlichem Essen gezwungen. Gegen die erlittene Strenge und den Zwang entwickelte Frau O. als ablehnende Selbstbehauptung ihr Zuwiderhandeln. Zugleich wendet sie ärgerliche Impulse gegen sich selbst und beschämt, beschuldigt, verachtet und entwertet sich in typisch depressiver Weise selbst. Kaum kann Frau O. als Kleinkind die erzieherisch vorgebrachten Aufgaben lernen, wird sie perfektionistisch ordentlich, sauber, sparsam, folgsam und pünktlich. Da sie zugleich unbewusst gegen jede Aufgabe den Impuls erlebt, zuwiderzuhandeln, gerät sie regelmäßig in tiefe Widersprüche zwischen Machichnicht und Machichperfekt und lebt teils das eine und teils das andere aus. Frau O. unterdrückt sichtlich ihren Ärger auf die Mutter, die streng und vorwurfsvoll auftritt, sie lasse sie allein, aus dem Bewusstsein. Nur ihr Schuldgefühl, weil sie in ihrem Ärger unbewusste Rachefantasien gegenüber der Mutter hat, bleiben ihr bewusst und bilden die Grundlage dafür, dass Frau O. sich so oft gegen ihre eigenen Interessen verhält und genau das ausführt, was ihr die Mutter hasserfüllt prophezeit. Dass die Mutter die Tochter teilweise so hasst, könnte mit ihrem als Mädchen gelernten Selbsthass wegen ihrer eigenen Schwächen zu tun haben. Sie scheint ihre eigenen Schwächen der Tochter zuzuschreiben. Wahrscheinlich ist sie mit dem Hass und der Ablehnung ihrer eigenen Mutter, der Großmutter von Frau O., gegenüber der Tochter identifiziert. Dass die Mutter offen vor ihrem Ehemann und zu Hause die Liaison mit einem anderen Mann lebt, kann die Reaktion sein, sich gegen die drohende Verlassenheit durch den befürchteten Tod ihres Mannes zu schützen. Wir verstehen in der Behandlung, dass die Mutter, wie auch der Vater und die Tante, die größere Unabhängigkeit ihrer Tochter fürchten und offensichtlich unbewusst alles dafür einsetzen, sie abhängig zu halten.

So verstehen wir, dass Eltern und Pflegeeltern Frau O. regelmäßig in die Behandlung fahren, ohne ihr auch nur ein einziges Mal vorzuschlagen, selbst mit ihnen als Beifahrer zu steuern.
Die Beziehung zum Vater ist für Frau O. ebenfalls tief zwiespältig. Sie liebt ihn einerseits zärtlich, auf der anderen Seite ist sie tief enttäuscht, dass er gegenüber dem Freund der Mutter untertänig auftritt und nicht seinen Mann steht. Die Beziehung zu Männern ist zusätzlich belastet, weil sie diesen Mann hasst, verachtet, ihn innerlich entwertet und einen tiefen Ekel gegen ihn empfindet. Dies kann dazu beitragen, dass sie zögert, sich auf eine Freundschaft mit einem jungen Mann einzulassen.
Frau O. wird zunehmend mündig und strebt danach, unabhängig zu werden, wie es ihr eigentlich vom Alter und ihren Begabungen her zusteht. Dadurch wird sie verstärkt ängstlich, weil dann die altersgemäße Trennung von der Mutter und vom Zuhause ansteht. Weil die Mutter selbst die Trennung von der Tochter fürchtet und weil Frau O. ihren gesunden Ärger gegenüber den Eltern unterdrücken muss, fühlt sie sich bei jedem Schritt in Richtung Unabhängigkeit schuldiger und verzichtet auf mehr Unabhängigkeit. Statt selbst in die Welt hinauszugehen, flüchtet sie übers Internet in virtuelle Welten fantasierter Unabhängigkeit. Will sie sich verantwortlich entscheiden, zweifelt sie bei jedem Schritt, ob sie auch richtig handelt. Der pubertäre und später adoleszente Konflikt bei der zunehmenden Loslösung von den Eltern berührt ihre frühkindlichen, verdrängten Rachefantasien wegen der teilweise harten Erziehungsmaßnahmen im dynamischen Unbewussten. Weil sie in diesem Konflikt abhängig bleiben muss, erlebt sie ihre Ängste, ihre kindlichen Rachegedanken könnten wirklich werden, erneut wie als Kleinkind. Sie handelt deshalb zwanghaft, um mögliche Schäden für die Eltern und für den Bruder zu vermeiden. Teilweise erlebt sie sich selbst von Schmutz bedroht und muss dem durch zwanghafte Sauberkeit entgegenwirken. Ihr Charakterzug, zwanghaft zuwiderzuhandeln, begründet ihre erheblichen Arbeitsstörungen.

Die Mutter öffnet sich gegenüber der Tochter ohne Scham und Takt über ihr eigenes Erleben. Dadurch erfährt Frau O. eine große Nähe zur Mutter. Sie stürzt durch den Hass der Mutter, durch ihre Kontrollen und schlimmen Prophezeiungen in einen heftigen Konflikt zwischen Aufbegehren und Hass auf die Mutter und Trennungsangst. Den Hass verdrängt sie und beantwortet ihn mit Selbstbestrafungen. Voller Schuldgefühl kommt sie der Mutter entgegen und verzichtet auf Autonomie und Erfolg. Zwänge ermöglichen ihr, ihren Hass zu verdrängen, selbst als sie im Tagebuch der Mutter liest, sie solle am besten nicht wiederkommen, da sie die Familie anders als der jüngere, schulisch erfolgreiche Bruder nur belaste. Wenn sie, wie häufig nach der Schule, niemanden Zu Hause antrifft, obwohl die Mutter nicht berufstätig ist, stopft sie sich mit Süßigkeiten und mit Essen voll. So verschafft sie sich ein Gefühl von Zuwendung, um sich nicht verlassen und leer zu fühlen. Weil sie erfolgreich und unabhängig werden will, fürchtet sie schuldbewusst, die Mutter krank zu machen. Sie engagiert sich, ihr Berufsziel zu erreichen, und wird dramatisch ängstlich zu versagen. Als wir in der Behandlung ihre Schuldgefühle durchsprechen, wird ihr bewusst, wie dramatisch schuldig sie sich vor längerer Zeit schon fühlte, als sie sich nur den Tod der Mutter vorstellte. Mit ihrer nächtlichen Flucht in virtuelle Welten am Bildschirm findet sie eine Notlösung, unabhängiger und erfahrener zu werden, ohne die Mutter in eine Krise zu stürzen. Wie groß die Not der Eltern ist, wird auch aus der inkompetenten »Vorbehandlung« von Frau O. durch eine Kinder- und Jugendtherapeutin erkennbar. Nicht Frau O., sondern die Eltern suchen die Therapeutin über mehrerer Jahre vierzig Mal auf und lassen sich beraten, wie sie die Tochter zum Besseren bewegen können. Dagegen sieht die Jugendliche die Therapeutin selbst in »ihrer« Behandlung nur zwei Mal.

Zusammenfassung

Frau O. leidet unter einer Zwangsstörung mit teilweiser Desorganisation bei der Durchführung ihrer Vorhaben (schulische und andere Aufgaben) und unter starken zwangsneurotischen Symptomen und

Ängsten bei depressiver Persönlichkeitsstruktur. Diese geht mit der Unfähigkeit einher, gleichzeitig und dadurch ausgewogen Liebe und Hass anderen gegenüber zu erleben. Sie hat depressive Stimmungen, Verlassenheitsängste, Symptome in Organen und Organsystemen infolge ihrer Gefühlsunterdrückungen.

Für die Entwicklung von Frau O. sind die unglücklichen Familienverhältnisse sehr belastend. Die Mutter ist voller Verlassenheitsangst, der Vater hat eine strenge Erziehung durchlitten und ist als junger Mann bereits schwer erkrankt. Frau O. wird für das Jahr, in dem die Mutter stationär behandelt wird, als Schulmädchen von verwandten Pflegeeltern aufgenommen. Diese betreuen sie anscheinend an Kindes statt bis heute gleichzeitig mit den Eltern. In der zerrütteten Ehe der Eltern versucht die Mutter vermutlich ihre Verlassenheitspanik, ausgelöst durch die schwere Erkrankung des Vaters von Frau O., in Schach zu halten, indem sie offen eine Liebesbeziehung im Haus zu einem anderen Mann lebt. Als Kind lernt Frau O. bereits Schmerz und Ärger zu unterdrücken, sie entwickelt ein starkes Machichnichtmuster als Reaktion auf strenge Erziehungsmaßnahmen, und Angst begleitet sie bis heute überall. Oft fühlt sich Frau O. zutiefst unglücklich und niedergeschlagen und flüchtet in ihren Ferien oft ins Bett. In der Pubertät hat sie mehr und mehr Ängste, die sie mit zwanghaften Sauberkeits- und Ordnungsritualen auffängt. Jeden Entwicklungsschritt verbindet sie mit neuen Ängsten, und aus tiefem Schuldgefühl verzichtet sie darauf, altersentsprechend unabhängiger von den Eltern zu werden. Auf häufige Angriffe der Mutter, wie schlimm sie sei, antwortet sie regelmäßig, ohne bewusst ärgerlich zu werden, mit neuem Verzicht auf mehr Unabhängigkeit und bestraft sich unbewusst selbst. Statt ärgerlich zu werden, macht sie sich Vorwürfe, eine schlechte Tochter zu sein und überall zu versagen. Sie lebt verschlossen und zurückgezogen von ihren Altersgenossinnen. Sie verzichtet auf die Möglichkeiten, sexuelle Erfahrungen zu sammeln. In der Behandlung lernt sie schrittweise, sich mehr anzuerkennen und mehr Unabhängigkeit zu wagen. Ihr tiefer unbewusster Konflikt ist, ärgerlich auf die Mutter zu sein, die sie bewusst beschimpft und unbewusst festhält, und sich für ihren verdrängten Ärger schuldig zu fühlen.

Frau I.

- *Anliegen und Beschwerden*

Sie kontaktiert mich, weil sie im Internet einen Vortrag von mir über die Messie-Problematik gelesen hat. Sie erstickt fast an Druckerschwärze, weil sie uferlos Bedrucktes sammelt. Sie will sich verändern. Sie ist Anfang fünfzig und wirkt ausgesprochen vital.

- *Unglückliche Familienverhältnisse*

Die Mutter verliert als Zehnjährige ihren Vater während des Krieges auf dem Balkan. Er arbeitet als Landwirt auf dem Feld, als er von Soldaten verschleppt wird und seitdem verschollen ist. Die Großmutter ist danach anscheinend sehr ängstlich, ihre vier Töchter auch noch zu verlieren. Sie behält eine von ihnen bis zu ihrem Tod bei sich. Die Mutter von Frau I. kann von den Kriegsereignissen berichten, als ob sie nichts dabei fühlte. Sie ist dann wie ein Eisklotz. Nur in der Erinnerung an die Großmutter kann die Mutter weinen oder wenn sie sich um Frau I. Sorgen macht. Nach dem Abitur wird die Mutter Bankangestellte. Sie hat sich vorgenommen, mit 30 Jahren zu heiraten, und will nur *ein* einziges Kind, ein Mädchen, haben. Ihrem auswärts lebenden Verlobten ist es auch nach vier Jahren zu früh, sie zu heiraten. Da lernt sie auf einer Rückfahrt vom Verlobten, auf den sie sehr ärgerlich ist, den Vater, einen gut aussehenden, ordentlichen Soldaten aus einer korrekten Familie kennen und heiratet ihn nach zwölf Tagen. Der Vater wechselt wiederholt in ganz Europa als Gastarbeiter seine Anstellungen und bleibt dadurch acht Kindheitsjahre von Frau I. bis auf seine Urlaube von der Familie getrennt. Seine Liebschaften belasten die Ehe. Die Spannungen zwischen den Eltern sind erheblich. Die Mutter beansprucht die Tochter auch heute noch für sich allein. Der Vater ist als Rentner zurückgezogen, verschlossen und oft betrunken, er wird dann aggressiv. Er leidet unter Folgekrankheiten seines Alkoholismus. Frau I. hat die Vorsorgevollmacht für die Eltern, sie sorgt sehr für sie, zugleich ist sie teilweise wirtschaftlich von ihnen abhängig. Die Mutter kümmert sich um den inzwischen halbseitig gelähmten Vater nur widerwillig. Als die Mutter Frau I., die täglich nach den Eltern schaut, an der Wohnungstür verabschiedet, schlägt oder stößt der Vater die Mutter so heftig, dass sie stürzt und sich den Arm bricht. Er ist wütend, dass seine Frau ihn scheinbar erneut mit der Tochter zusammen für Wochen oder Monate verlässt, um bei der Tochter zu wohnen. Einige Monate später wiederholt sich alles.

- *Beziehung zur Mutter*

Für die Mutter ist Frau I., »ihr Mädchen«, das Wichtigste! Frau I. macht sich immer große Sorgen um ihre Mutter. Seit dem Wechsel in die Rente ist die Mutter depressiv. Sie ist immer voller Angst, wenn Frau I. etwas unternimmt, und verlangt, ihr gleich Bescheid zu sagen, wenn sie an ihrem Ziel angekommen ist. Frau I. ist erstaunt, wie wenig sie sich selbst an ihre eigene Kindheit erinnern kann, während ihre Mutter viele genaue Erinnerungen an früher hat. Frau I. betont zu Beginn der Behandlung, weder die Mutter noch der Vater seien jemals streng gewesen. Dann fällt ihr aber eine aktuelle Szene ein. Sie ist mit der Mutter in einer Apotheke und streichelt den Hund einer anderen Kundin. Die Mutter verbietet ihr das aus Hygienegründen und maßregelt sie heftig. Inzwischen erinnert sich Frau I., dass die Mutter oft versucht, anderen ihre Auffassung aufzunötigen. Auch mahnt sie Frau I., wenn sie die Mutter im Auto mitnimmt, sich sofort anzugurten. Im Lauf der Zeit wird Frau I. bewusster, wie sehr die Mutter sie gegenüber dem Vater für sich beansprucht. Ihre enge Verbundenheit mit ihrer Tochter hält sie nicht davon ab, sie auch als Erwachsene entschieden und streng zu bevormunden oder auch nach ihr zu schlagen, um ihre Vorschriften durchzusetzen. Die Mutter ist anscheinend übermäßig eifersüchtig. Frau I. verbindet einige Male ihr Kommen in die Therapie mit der Fahrt der Eltern zu einem Arzt in der Nähe. Dabei versucht die Mutter mehrfach, mit in die Therapiestunde zu kommen.

- *Beziehung zum Vater*

Frau I. kümmert sich täglich um ihre alten Eltern, auch um den Vater, der von der Mutter mehr oder weniger geschnitten wird. Sie ist oft ärgerlich auf ihn, dass er trinkt und im Rausch gewalttätig gegenüber der Mutter wird. Alle ihre früheren Versuche, ihn zu einer gesunden Lebensweise zu bewegen und vom Rauchen und Trinken abzubringen, sind gescheitert. Er wirkt unglücklich, weil er von seiner Frau nicht geachtet wird und beide unaufhörlich streiten. Er spricht noch heute von Frau I. als »meine Kleine« oder »Nicky«.

- *Depressive Verfassung*

Frau I. hat ihre Not mit dem Sammeln von Büchern, Rezepten, Gedrucktem allgemein, Videokassetten und Kleidern. Sie denkt, dass sie sich schließlich mit all dieser Druckerschwärze vergiftet! Wenn sie morgens rechtzeitig aufstehen will, bleibt sie liegen, bis sie ihre Termine nicht mehr pünktlich wahrnehmen kann. Dann schimpft sie mit sich. Sie beschuldigt sich immer wieder, ihre Tochter vernachlässigt zu haben. Sie weint oft, ohne zu wissen warum. Sie schämt sich sehr, Bekannte, den Heizungsableser oder Handwerker in ihre Wohnung zu lassen, und findet viele Ausreden, die unumgänglichen Besuche in ihrer Wohnung hinauszuschieben. Sie leidet bei ihrem Kommen unter erheblichen Schmerzen im Bereich des Nackens und des Rückens, unter Taubheitsgefühlen und Kribbeln in den Händen, unter schnellem Erröten, unter Heißhunger und rascher Erschöpfbarkeit.

Sie fängt zwanghaft und suchtartig nach ihrer Scheidung mit Mitte zwanzig an, Gedrucktes zu sammeln. Sie kauft zwanghaft Kleider. Schleichend wird sie immer unpünktlicher. Als Alleinerziehende erlebt sie viele Krisen und Krankheiten ihres heranwachsenden Kindes.

Obwohl sie zwei Jahre eine Psychotherapie macht, wird ihr wenig zugänglich, wie dramatisch sie das Kind ängstigt, wenn sie später kommt als verabredet und die Kleine irgendwo allein stehen lässt. Sie kann sich nicht ausreichend in die Tochter hineinversetzen und nachfühlen, welche Ängste diese dadurch erleidet. Immer wieder ist sie überrascht, wie wenig sie sich erinnern kann, was sie als Kind und auch als Erwachsene mit anderen erlebt hat. Gegenwärtig erlebt sie besonders wach, was andere ihr antun. Ihr entgeht umgekehrt, wie sie andere leiden lässt, wenn sie unzuverlässig zu Verabredungen kommt oder Mitarbeiter in der Firma oder ihre Partner bevormundet und aus heiterem Himmel Streit anfängt. Ihr ist nicht bewusst, wie ähnlich sie ihren Eltern ist, wenn sie andere so behandelt.

Sie ist zutiefst überzeugt, dass sie all die gedruckten Informationen und die vielen Kleider, die sie ansammelt, zum Leben dringend braucht. Dass ihr oft andere Menschen fehlen, mit denen sie gut zusammenleben könnte, spürt sie angesichts ihrer von Zeitschriften und Büchern überquellenden Wohnung und vor ihrem übervollen Kleiderschrank nicht. Immer wenn die Mutter bei ihr wohnt, ihre erwachsene Tochter da ist, ein Freund vorübergehend bei ihr wohnt, streitet sie so viel, dass sie erleichtert ist, wenn sie wieder allein ist.

- ***Erziehung, Strenge und Gewalt***

Sie kann wenig aus ihrer frühen Kindheit erinnern, nur eine frühe Angst vor Tieren ist ihr bewusst. Aus den Erzählungen der Mutter weiß sie, dass sie die ersten drei Jahre überwiegend bei einer Pflegefamilie lebte, in der sie für die Tagesmutter die geliebte Ersatztochter neben zwei Söhnen ist. Auf Druck der Mutter ist sie mit zwei Jahren »sauber«. Da sie als Kind keinen Salat und kein Gemüse essen will, bestraft die Mutter sie. Mit drei Jahren kommt sie in den Kindergarten und lebt dann mehr bei der Mutter. Gegen den Rat des Schulpsychologen, der sie für zu verspielt hält, wird sie mit knapp sechs Jahren eingeschult. Die Mutter droht im ersten Schuljahr, sie wieder abzumelden. Das bewegt Frau I., dann doch richtig zu lernen. Sie kämpft mit der Schwierigkeit, dass sie erst »auf den letzten Drücker« lernt.

Mit acht Jahren ziehen sie und die Mutter dem Vater nach Deutschland nach. Sie besucht ohne Deutschkenntnisse sofort die zweite Klasse. Nach der sechsten Klasse wechselt sie in die siebte Klasse der Realschule und fühlt sich überfordert.

- ***Zuwiderhandeln, Zerstreutheit***

Frau I. fährt eine halbe Stunde mit dem Auto zur Praxis. Sie verspätet sich von Anfang an. Sie ruft zehn Minuten nach Beginn der vereinbarten Zeit für das Erstgespräch mit dem Mobiltelefon an, sie habe gerade die Basilika Birnau erreicht und sei gleich da. Sie biegt nach einer ganzen Weile auf den Parkplatz eines Nachbarhauses ein. Dann hält sie suchend, mit laufendem Motor, vor dem Gartentürchen an, steigt aus, orientiert sich am Klingelschild, stellt ihr Auto in einiger Entfernung und nicht auf dem Parkplatz am Haus ab, wie telefonisch angeboten, läuft dann eilends hierher und klingelt gut eine halbe Stunde nach dem vereinbarten Beginn unseres Erstgesprächs, fragt unsicher, ob sie die Schuhe ausziehen solle. Sie hält mir vor, ihr telefonisch die falsche Hausnummer gesagt zu haben, entdeckt wenig später, dass sie die richtige auf ihrem Merkzettel hat.
Will sie morgens rechtzeitig aufstehen, schiebt sie das regelmäßig hinaus, bis sie sich verspätet. Dann schimpft sie mit sich. So auch heute Morgen. Will sie rechtzeitig fahren, fühlt sie sich unerträglich hilflos. Deshalb macht sie dann noch dies oder jenes, auch wenn sie sich wieder verspätet. An ihrer neuen Arbeitsstelle im Rahmen einer Arbeitsbeschaffungsmaßnahme des Jobcenters[10] handelt sie oft genau dem entgegen, womit sie beauftragt ist. Sie wäscht beispielsweise die Teller gründlich mit der Hand, wenn ihr gesagt wird, sie solle sie flüchtig abgespült in die Spülmaschine räumen. Wird sie gemahnt, reagiert sie heftig und fühlt sich ungerecht behandelt. Dass sie nach der Probezeit keine Chance hat, in der Großküche zu bleiben, ist nicht überraschend. Bewusst schämt sie sich im Alltag bei vielen Gelegen-

10 weit unter ihrer beruflichen Qualifikation

heiten, dass sie sich so schlecht an das, was sie vereinbart hat, oder an das, was sie früher mit jemandem erlebt hat, erinnert. Sie kann sich beispielsweise nicht an ihre Schwangerschaft mit ihrer Tochter erinnern. Kürzlich, erzählt sie, trifft sie einen Freund nach zwanzig Jahren wieder und erinnert sich nicht, mit ihm einmal geschlafen zu haben. Sie weiß am nächsten Tag oft nicht mehr, worüber wir in der Behandlung gesprochen haben.

Weil sie so oft verspätet kommt, obwohl sie rechtzeitig losgehen will, versucht sie sich bei vielen Gelegenheiten herauszureden. Sie wird trotzdem sehr ärgerlich, wenn ihr Freund sie deshalb nicht mitnimmt, wenn er an Feiertagen seine alte Mutter besucht. Sie kann sich nicht in ihn hineinversetzen, wenn sie sich regelmäßig verspätet. Sie findet ihn ungerecht, wenn er ärgerlich wird und sich z. B. bei einer Einladung, zu der sie verspätet kommt, von ihr abwendet.

- *Perfektionismus*

Frau I. kann ihre vollgesammelten Zimmer nicht mehr richtig putzen. Kommen aber Handwerker ins Haus oder wird die neue Waschmaschine gebracht, legt sie alte Zeitungen auf dem Boden im Flur aus. Sie erträgt nicht, dass Dreck von draußen in ihre Wohnung getragen wird. Sie kann auch nicht barfuß vom Strand ins Wohnmobil steigen und Schmutz in den Camper tragen. In manchen Fächern ist sie beim Abschluss der Realschule unter den Besten, in Englisch ist sie die Beste. Als wir mit der Behandlung beginnen, bringt sie mir im zweiten Gespräch mehrere eng beschriebene Seiten mit ihrem Lebenslauf. Sie will mir so erleichtern, sie genau zu verstehen. Sie fügt dem Lebenslauf einen Brief an eine Verhaltenstherapeutin aus dem Jahr 2005 bei, eine Chronologie ihrer wichtigen Lebensereignisse, die Chronik der psychiatrischen Behandlungen ihrer Tochter und eine Zusammenstellung ihrer länger dauernden Partnerschaften. Außerdem listet sie ihre »Sammlungen« auf, nicht nur Zeitschriften, Zeitungsausschnitte, Rezepte, Bücher, Videokassetten, Kleider, sondern auch die Themen ihrer TV-Mitschnitte – Kochen, Gesundheit, Psychologie und eine US-Serie.

• *Zweifel*

In unseren Gesprächen zweifelt sie regelmäßig an sich, glaubt, dass sie nichts richtig machen kann, und stürzt von einer Verlegenheit in die andere. Andauernd lacht sie verlegen und äußert sich unsicher. Oft beklagt sie, in der Erziehung ihrer Tochter so vieles falsch gemacht zu haben.

• *Zwänge*

Sie fürchtet schnell, dass sie gefährlichen Schmutz an den Fingern haben könnte. Wenn z. B. ihre Versichertenkarte auf den Boden gefallen ist, steckt sie diese nicht in den Geldbeutel zurück, weil sie sie vorher waschen muss. Sie vermeidet, unterwegs Türklinken, besonders auf Toiletten, anzufassen oder sich auf eine Toilettenbrille zu setzen. Sie gibt mir einmal nicht die rechte Hand zum Abschied nach der Stunde, weil sie vorher meine Hündin gestreichelt hat. Ihr ist dabei bewusst, dass ich sehr wahrscheinlich gar keine Scheu habe, mit dem Fell meiner Hündin indirekt durch ihre Hand in Berührung zu kommen.

• *Verlassenheitsangst*

In ihrer langjährigen Partnerschaft kämpft sie unablässig gegen ihre heftige Eifersucht. Sie nimmt sich vor, zu ihrem Freund freundlich zu sein, wird aber eifersüchtig und böse, wenn er seine Kundinnen zuvorkommend bedient. Versucht eine Kundin, sich ihm durch Freundlichkeit und regelmäßiges Kommen zu nähern, könnte Frau I. bereits vor Ärger platzen. Sie zieht sich schnell zurück und meldet sich länger nicht, wenn er allein weggegangen ist. Sie lässt sich selbst schnell auf andere Beziehungen ein, die sie dann verheimlicht.

• ***Unsicher-ambivalentes, vermeidendes und verstricktes Bindungsverhalten***

Sie hat während ihrer Ehe als sehr junge Frau eine Beziehung zu einem anderen Mann. In den zwei Jahrzehnten nach ihrer Scheidung wechselt sie mehrfach die Partner. Anfänglich ist sie heiß verliebt, später ist sie regelmäßig enttäuscht, wenn sie erkennt, dass der Mann Schwächen hat, beispielsweise ein Alkoholproblem. Sie weint dann viel, sodass ihre Tochter ihre Verfassung miterlebt. Im Betrieb hat Frau I. ein mehrjähriges, verheimlichtes Verhältnis zu einem Kollegen, der anfangs noch verheiratet ist. Sieben Jahre lebt sie mit einem zärtlichen und gut aussehenden, schüchternen Mann zusammen, dessen Partnerin ein halbes Jahr zuvor gestorben ist. Seine Schwäche ist, etwas zu stottern und sehr hilfsbedürftig zu sein. Das zieht sie wie magisch an. Er hält sie immer außerhalb seines sozialen Umfeldes. Dreimal wird sie in dieser Zeit schwanger und lässt die Schwangerschaften abbrechen. Als er auszieht, begründet er dies damit, dass sie nicht zusammenpassten. Sie aber denkt, dass er das Chaos und die riesige Papiersammlung in ihrer Wohnung nicht ertragen kann. Sie sehen sich noch sporadisch und schlafen auch miteinander. Seit einiger Zeit hat sie den Tango für sich entdeckt. Sie fährt allein, wenn sie den Zug in die Großstadt nimmt, und erreicht den Zug regelmäßig auf die letzte Minute. Teilweise nimmt sie im Auto ihrer Eltern, das sie inzwischen allein fährt, Freundinnen zu den Tanzveranstaltungen mit. Sie achtet genau darauf, dass sie fair die Benzinkosten teilen. Sie streitet schnell, wenn sie sich übervorteilt sieht. Sie sucht beim Tanz nach dem Mann, der zu ihr passt, der »ihr Typ« ist, doch gibt sie die neu geknüpften Beziehungen nach kurzer Zeit wieder auf.

- ***Frau I. als Mutter***

Sie verspätet sich oft, wenn sie ihre Kleine nach dem Hort abholt. Durch die außereheliche Liebesbeziehung ist sie für ihre noch sehr kleine Tochter zu oft weg. Die Tochter entwickelt in ihrer Pubertät eine erhebliche soziale Phobie, äußert Suizidgedanken, wird in dieser Zeit ein halbes Jahr stationär behandelt, beginnt zu rauchen, kehrt gegen ärztlichen Rat zur Mutter zurück, schafft nur notdürftig den Abschluss der Hauptschule, raucht Haschisch; nach Genuss halluzinogener Pilze bekommt sie Angst, verrückt zu werden. Ein, zwei Jahre vergammelt sie ihre Zeit, schlägt sich die Nächte in Kneipen um die Ohren, schläft in den Tag hinein. Sie hat, inzwischen Mitte zwanzig, eine Lehre abgeschlossen und arbeitet. Frau I. gibt ihr immer wieder Geld, obwohl sie gleichzeitig ärgerlich verlangt, dass die Tochter die früheren Schulden zurückzahlt.

- *Gefühlsunterdrückung von Schmerz, Verlust der Ärgerkontrolle*

Unablässig begleitet Frau I. ihr Missgeschick oder übergeht ihren Schmerz und ihre aufsteigende Tränen mit lautem, einnehmendem und zugleich verlegenem Lachen. Sie fragt sich, ob sie nicht sehr gestört sei. Gleichzeitig ist sie offen, spontan und drückt ihre Gefühle von Scham, Schuld und Freude offen aus. Sie geht mit sich selbst oft streng um und setzt sich herab. Zugleich bevormundet sie andere schnell. Ihr fällt es sehr schwer, nicht ärgerlich aufzubrausen. Auf der anderen Seite lässt sie sich unablässig von ihren Eltern, aber besonders durch die Mutter vereinnahmen, organisiert, kocht, putzt für sie oder übernimmt, sie zu Ärzten zu begleiten. Dort wiederum versucht sie, über die Eltern zu verfügen, die Therapie mitzubestimmen, als ob die Eltern ihre Kinder wären. Ruck, zuck liegt sie im Streit mit Ärzten oder Krankenhauspersonal, da sie genaue Vorstellungen hat, wie die Eltern behandelt werden und wie gesundheitsbewusst sie leben und sich ernähren sollen. Sie bevorzugt alternative (z. B. naturkundliche) Behandlungsformen und versucht sie den Eltern vorzuschreiben. Sie leidet darunter, dass viele ihrer Mitmenschen sie kritisieren oder sich abwenden, weil sie so unzuverlässig ist, häufig verspätet kommt und oft ärgerlich ausrastet.

- *Beurteilung der Entwicklung*

Die Mutter von Frau I. ist sicher durch die frühe und gewaltsame Trennung des Vaters von der Familie und die ängstliche Stimmung in der Familie angesichts von Gewalt und Tod in den Kriegsjahren traumatisiert. Entschlossen entscheidet sie sich für nur ein Kind, das ein Mädchen sein soll. Anscheinend hat die Mutter ein unsicheres, teils abweisendes, teils ambivalentes Bindungsmuster entwickelt und unterdrückt ihren Beziehungsschmerz, den sie durch die frühe Trennung und die überängstliche Mutter erlitten hat, während sie sich überängstlich an die Tochter klammert. Mit diesem Bindungsmuster und dem vermutlichen Neid auf die Schwestern liebt sie vereinnahmend und beherrschend ihre Tochter. Frau I. wird früh von der Mutter getrennt und während der für ihren Charakter entscheidenden Jahre weitgehend von einer Pflegemutter betreut. Die Mutter ist ununterbrochen berufstätig, bis sie berentet wird. Frau I. entbehrt eine ausreichende und einfühlsame Zuwendung schon als Baby und Kleinkind. Diese Erfahrung bildet den Grundstock ihrer depressiven Zustände. Sie erlebt sich deshalb als Erwachsene besonders morgens wie leer, wie sinnlos, verzweifelt, hoffnungslos und trostlos. Gegen das Wachwerden dieser Zustände entwickelt sie die Neigung, zu sammeln und zwanghaft Kleider zu kaufen. Die Mutter erzieht sie ausgesprochen herrschsüchtig und setzt ihre Forderungen auch durch, indem sie sie auch schlägt. Gegenwehr lässt die Mutter der Tochter nicht durchgehen, sodass sie in depressiver Weise im eigenen Ärger sich selbst beschuldigt, beschämt, herabsetzt und entwertet. Auf frühen Zwang als Baby hin entwickelt sie den Charakterzug zuwiderzuhandeln, sobald sie eine Aufgabe oder Anforderung erfüllen will oder soll. Indem sie widerspricht, Vorhaben nicht ausführt oder aufschiebt, verhindert sie, dass sie die überwältigenden Gefühle aus frühem Zwang erlebt, überfordert und gezwungen zu sein, wenn sie durch Aufgaben und Vorhaben daran erinnert zu werden droht. Sie lernt als Kleinkind, dass sie besonders sauber und sparsam sein muss, und entwickelt ein perfektionistisches Selbstideal.

Sie sehnt sich als Kind erfolglos nach dem Vater, der meist abwesend ist. Sie überhöht ihn und träumt vielleicht davon, in ihm eine Hilfe gegen die beherrschende Mutter zu haben. Die Erfahrung mit dem wirklichen Vater ist dann regelmäßig enttäuschend. Die Eltern können ihre Eifersucht nicht gut bewältigen und ziehen die Tochter in ihre Streitereien hinein. Frau I. identifiziert sich mit dem Vater und neigt dazu, untreu zu werden. Mit dem Vater als Vorbild bewundert Frau I. Männer erst einmal unkritisch und verliebt sich in sie, um sie dann recht schnell zu entzaubern und zu verlassen. Frau I. schützt sich durch den Wechsel der Männer und durch doppelte Partnerschaften gegen die Gefahr, hilflos zu werden, wenn sie selbst verlassen wird. Außerdem beugt sie so vor, vom Mann beherrscht und vereinnahmt zu werden. Zugleich identifiziert sie sich mit der eifersüchtigen Mutter in ihren Verlassenheitsängsten. Sie entbehrt eine innige, anerkennende Zuwendung beider Eltern und nährt daraus ihre tiefe unerfüllte Sehnsucht nach einer guten Beziehung. In der Nähe ist sie dann rasch tief enttäuscht, da kein Partner erfüllen kann, was sie überhöht von ihm erwartet.

Als Mutter kann Frau I. ihrer Tochter keine ausreichende Geborgenheit und Sicherheit geben. Die Vernachlässigung führt zu erheblichen Entwicklungsstörungen des Kindes. Aktuell ist Frau I. durch die Spannungen zwischen ihr und der erwachsenen und unglücklichen Tochter belastet. Die junge Frau kehrt vor einigen Monaten in die Wohnung ihrer Mutter zurück. Mit ihrer chronischen Schuldenmacherei auch bei der Mutter scheint sie sie auch auszunutzen. Dabei kommt ihr entgegen, dass die Mutter sich nur schwer abgrenzen kann. Frau I. fällt es schwer, ihre Tochter abzuweisen, da sie nicht vergessen hat, wie sehr sie das Mädchen vernachlässigt hat, und sich in der Schuld sieht.

Zusammenfassung

Frau I. leidet unter einer zwanghaften Persönlichkeitsstörung mit teilweiser Desorganisation bei der Durchführung ihrer Vorhaben mit einem unbewusst motivierten »Machichnicht« oder »Machichanders«. Frau I. zeichnet eine depressive Persönlichkeitsstruktur aus, die mit einer Unfähigkeit einhergeht, gleichzeitig und dadurch ausgewogen Liebe und Hass anderen gegenüber zu erleben. Sie hat eine Reihe depressiver Symptome mit morgendlichen depressiven Stimmungen und Verlassenheitsängsten. Symptomatisch sind übermäßige Scham, Selbstbeschuldigungen und suchtartiges Sammeln von Lernmaterialien aller Art (»Papiermessie«). Neben zwanghaften Charakterzügen mit übersteigerten Sauberkeitsvorstellungen neigt sie zu einer rasch aufflammenden Verliebtheit, zu hinreißendem Verführen mit unkritischem Sicheinlassen auf Männer und dann

rascher Enttäuschung und ärgerlicher Distanzierung. Außerdem hat sie wechselnde Schmerzsymptome in Organen infolge ihrer Schmerzunterdrückung.
Frau I. teilt das Schicksal vieler Migrantenkinder, die ohne Trost den Verlust der Heimat, des sozialen Umfeldes und erhebliche Zwänge erleiden, sich an die neuen sozialen und familiären Gegebenheiten anpassen zu müssen. Übermäßige Strenge und frühe Verlassenheitserfahrungen begründen die depressiven Affekte bei Frau I. und ihr charakterlich verankertes Machichnichtmuster. Ihre Verlassenheitsängste in der Ehe und in den späteren Partnerschaften fängt sie offenkundig auf, indem sie sich schnell auf neue Männer einlässt und ihre Partner verlässt und eifersüchtig macht. Die Härte und Mitleidlosigkeit, die sie offenbar selbst als Kind erlitten hat, fängt sie teilweise auf, indem sie bewusst Schmerz und Ärger in Beziehungen verdrängt. Ohne Mitschmerz fühlt sie sich nur unzureichend in ihre heranwachsende Tochter ein, die dadurch in Not ist. Nach der Scheidung bemerkt Frau I., wie sie langsam ihre Wohnung voller und voller sammelt und nicht mehr genug aufräumt. Perfektionistisch sammelt sie und katalogisiert sie Lernmaterialien und Kurse. Sie ist regelmäßig und überall so unpünktlich, dass sie große soziale Schwierigkeiten hat. In mehreren Gesprächen, an denen auf ihren Wunsch der Partner teilnimmt, erlebt sie sich schnell angegriffen und vom Partner und mir wie ausgegrenzt, auch wenn wir das nicht machen.
In der Behandlung hat sie große Mühe, Hilfe anzunehmen und umzusetzen.

Herr A.

- *Anliegen und Beschwerden*

Herr A. kommt wegen einer schweren Desorganisation und ausuferndem Sammeln in Behandlung. Schwere Konflikte mit dem Vater bedrohen ihn, da der Vater versucht, ihm die Wohnungen zu nehmen, die er im elterlichen Mietshaus bewohnt. Den Bericht über das Babyjahr schickt mir die Mutter von Herrn A. mit Beginn der Behandlung.

- *Unglückliche Familienverhältnisse*

Die Urgroßmutter bekommt um 1900 vor ihrer späteren Heirat ledig zwei Kinder, die Großmutter und ihren Bruder, die beide eine Zeit lang in einem Kinderheim leben. Der Urgroßvater will nach Amerika auswandern, die Urgroßmutter verhindert dies gerichtlich, weil er sich sonst der Unterhaltszahlung entzogen hätte. Der Ehemann der Großmutter fällt 1944. Die Großmutter versteckt 1945 ihren Chef, als er zum Volkssturm eingezogen werden soll, er ist 20 Jahre älter als die Großmutter. 1946 bekommt sie von ihm eine Tochter, die Mutter von Herrn A. Da sie arbeitet, betreut die Urgroßmutter die Mutter als Baby und Kleinkind. Sie ist sehr streng. Die Mutter erzählt, dass sie von ihrer Großmutter als Kind zur Strafe stundenlang ins dunkle Bad gesperrt wird. Im Gymnasium fällt Mitschülern auf, dass ihr Vater nicht 1944 gefallen sein kann, da sie erst 1946 geboren ist. Erst jetzt erfährt die Mutter auf Nachfragen, dass »Onkel E.« ihr Vater ist. Auch darüber aufgeklärt, vermag die Mutter nicht, ihn Vater zu nennen. Die Großmutter kränkt sehr, dass Großvater sie auch nach dem Tod seiner Ehefrau nicht heiratet. Sie ist klein, streng, ordentlich und erheblich übergewichtig. Den Großvater, der eine Familie mit Kindern hat, erlebt Herr A. als Kind offen und leutselig.

Der Vater von Herrn A. hat zehn Geschwister, sein Vater fällt im Krieg, seine Mutter stirbt, als der Vater 12 Jahre alt ist, an Krebs. Er wird Industriearbeiter. Er trinkt. Die Mutter von Herrn A. hat studiert und übt ihren Beruf voll aus. Der Vater drängt sie dazu, da er nach einem besseren Sozialprestige strebt, und er veranlasst sie, die Kinder in eine Krippe zu geben, um auch arbeiten zu können. Die Eltern machen Ehekrisen durch, die Mutter verübt einen Suizidversuch und wird stationär behandelt. Herr A. beschreibt die Persönlichkeit seiner Schwester gekonnt und überzeugend. Sie pflegt ihre Wohnung ebenso perfektionistisch wie sich selbst und achtet immer sorgfältig auf eine passende und einwandfreie Garderobe und ein stimmiges Make-up.

- *Beziehung zur Mutter*

Er ist bis heute tief enttäuscht, dass die Mutter zusammen mit dem Vater sein vollgesammeltes Zimmer halb lehrt und die Sachen wegwirft, als er mit elf Jahren mit der Schulklasse eine Woche unterwegs ist. Er schluckt Tabletten mit der Absicht zu sterben. In seinen Augen behandelt die Mutter ihn streng, und er leidet unter ihr. Ihre berufliche Arbeit nimmt sie sehr wichtig und erledigt ihre Aufgaben äußerst genau. Heute respektiert er sie, sie unterstützt ihn mit Geldzuwendungen, sie informiert sich über seine Messie-Störung. Sie nimmt eine lange Reise auf sich, um ein Gespräch in seiner Behandlung mit ihm und mir zu führen. Dabei stellt sie fest, dass sie die Gründe, die er aufführt, um ihr sein Sammeln zu erklären, nicht verstehen kann. Herr A. versucht ihr verständlich zu machen, dass er große Ängste hat, Fehler zu machen. Die Mutter meint, das wäre ihr früher auch so gegangen. Sie wäre sozial auch isoliert gewesen, ähnlich wie er.

- *Beziehung zum Vater*

Als Junge geht er mit dem Vater oft von einem Altmetallcontainer zum anderen, und sie sammeln gemeinsam. Heute sind sie Feinde, der Vater droht ihm mit Räumung und klagt vor Gericht gegen ihn. Er verachtet den Vater und seine »Saufkumpane«, weil der so oft angetrunken und ihm intellektuell völlig unterlegen ist.

- *Erziehung mit Mangel an Zuwendung, Vernachlässigung*

Wie die Mutter schreibt, verträgt er oft die Muttermilch nicht und erbricht. Nach drei Monaten wird er abgestillt. Nach vier Monaten arbeitet die Mutter wieder. Mit etwa 4 1/2 Monaten wird er bis Mittag oder Nachmittag in einer Kinderkrippe betreut, bis er nach zweimaliger Mittelohrentzündung morgens privat zu einer kinderlosen Tante, nachmittags manchmal zu einer Nachbarin kommt, die ihn ab dem zweiten Jahr tagsüber ganz aufnimmt.

Als Herr A. drei Jahre alt ist, wird seine Schwester geboren. Einige Monate lang versorgt die Mutter beide Kinder, dann kommt Herr A. in den Kindergarten. Die Eltern spielen oder schmusen nicht mit ihm. Er spielt oft allein und ist in den Augen der Mutter »zu langsam« mit dem Laufenlernen. Seine drei Jahre jüngere Schwester ist ein Schreibaby.

Er ist ein ängstliches Kind, besonders wenn es dunkel ist und wenn er allein ist. Er fürchtet sich vor Tieren, er hat Alpträume und starkes Heimweh, wenn er von zu Hause getrennt ist. Er wird wegen Hautausschlägen behandelt, däumelt, nascht und lügt. Als Erwachsener leidet er unter starkem Völlegefühl, Juckreiz, Schwitzen, Rücken- und Schulterschmerzen, Müdigkeit, Ausschlägen, Überempfindlichkeit gegenüber Wärme, rascher Erschöpfbarkeit, Schlafstörungen, Durchfällen, leichtem Erröten, Druckgefühl im Kopf. Er isst so langsam, dass er Stunden dazu benötigt. Er hat Ängste abzustürzen, wenn er sich an Abgründen, Schluchten oder auf einem Berggrat aufhält. Er liebt melancholische Lieder, beispielsweise von Alexandra das Lied »Der Baum, der Baum« oder »Zigeunerjunge«. Er beschreibt, dass er in depressiven Zuständen nicht aufsteht, dass er keine Initiative ergreift, gelähmt ist und untätig bleibt. Er sagt, wenn er nicht sammelt, liegt er schwer depressiv im Bett. Auch während der Wochen, die er zur Untermiete wohnt, um in die Behandlung kommen zu können, sammelt er. Er hat deshalb mit seinen Vermietern Konflikte. Eine Vermieterin kündigt ihm mit irgendeiner Ausrede, als sie entdeckt, dass er mehrere Fahrräder im Keller stehen hat. Er hat sie günstig gekauft!

- ***Erziehung mit Strenge und Gewalt***

Als er zwei Monate alt ist, wird er nach den Mahlzeiten über der Toilette abgehalten. Mit knapp sechs Monaten verrichtet er sein Geschäft schon auf dem Töpfchen, zuletzt gegen 22 Uhr. Mit fünfzehn Monaten trägt er in den Sommermonaten keine Windeln mehr. Mit sechzehn Monaten wird er schon den ganzen Tag trocken »*sauber*«. Mit achtzehn Monaten sagt er »Aa«, wenn er aufs Töpfchen muss.

Als Baby hat er zuerst einen Schnuller. Dieser wird ihm in der Krippe mit sechs Monaten abgewöhnt. Danach lutscht er am Daumen und dreht mit der anderen Hand an einem Haarbüschel, bis er eine kahle Stelle am Kopf hat. Ihm werden die Haare kurz geschnitten und in der Nacht Handschuhe angezogen, um ihm das Daumenlutschen abzugewöhnen, erfolglos. Auch andere Versuche scheitern. Im dritten Lebensjahr erhält er ein Feuerwehrauto zur Belohnung, wenn er sich das Daumenlutschen abgewöhnt. Da endlich däumelt er nicht mehr. Herr A. wird oft zum Schlafen, Essen und zu bestimmter Kleidung gezwungen, wird selten geschlagen, selten bekommt er Stubenarrest. Öfter dagegen wird ihm gedroht, dass er in ein Heim kommt, wenn er nicht gehorcht. Als Jugendlicher wirft ihn die Mutter wegen der Streitereien mit seiner Schwester aus der Wohnung. Er zieht zur Großmutter, die er sehr liebt und die ihm genügend Platz für seine Sammlung einräumt.

- ***Zuwiderhandeln, Zerstreutheit***

Herr A. ist ein sehr ruhiges und meist folgsames Kind. Er isst sehr wenig und ist entsprechend dünn. Als er erwachsen ist, sagen ihm seine Gesprächspartner immer, er schweife vom Thema ab! Wenn er sich mit einer Angelegenheit beschäftigt, dann verzettelt er sich schnell, weil ihm so viel anderes dazwischenkommt. Er ist meistens unpünktlich. Einmal ruft ihm eine Therapeutin, zu der er zum zweiten Mal kommt, durch die geschlossene Tür zu, dass er nicht mehr kommen braucht. Er ist zu dieser Probestunde zwanzig Minuten später.

Seine Sammlung ist völlig chaotisch, und er sammelt alles. Sein Kühlschrank ist übervoll mit alten, abgelaufenen Lebensmitteln. Er findet sich in seinen Sammlungen kaum noch zurecht. Fristen überschreitet er. Als die Räumung seiner Altbauwohnung im Zuge einer Totalsanierung ansteht, erreicht er Aufschub mithilfe eines Anwalts. Er nimmt sich vor, die Gegenstände systematisch zu ordnen, und »es klappt nicht«. Mit dem Vater liegt er im Clinch, da er den Dachboden und zwei Mietwohnungen im elterlichen Mehrfamilienhaus und den Hof hinter dem Haus mit seinen Sammlungen belegt. Der

Vater prozessiert erfolglos gegen ihn wegen einer Räumung. Herr A. widerspricht zwanghaft allem und jedem. Sein Studium bricht er ab, da er regelmäßig zu spät in die Vorlesungen kommt und einschläft. Wegen seiner Konzentrationsstörungen wird er schon als Dreißigjähriger in Rente geschickt. Im Gespräch übergeht er oder überhört er schnell seine Gegenüber, verhört, verzerrt oder verändert das vom anderen Gesagte. Er macht das, was er als Befehl erlebt, nicht oder anders. Er verhindert so, sich durch die wachgerufenen Zustände aus frühem Müssen wieder hilflos und überfordert zu fühlen.

- *Perfektionismus*

Als Schüler lernt er sehr fleißig bis in die Nacht hinein und erhält dadurch sehr gute Noten. Er kann aus dem Stegreif zu vielen schöngeistigen oder wissenschaftlichen Themen einen qualifizierten Vortrag halten. Er spricht wie ein Wasserfall und ohne Ende. Beispielsweise stößt er im Gespräch auf das traurige Lied von Alexandra. Sofort erzählt er Alexandras tragische Biografie ausführlich. Oder er spricht über die seltene Krebserkrankung der Mutter bis ins kleinste medizinische Detail. Dann hält er lange Vorträge über Reisen in Frankreich, Spanien, Italien und verbindet dies mit historischen und wirtschaftlichen Gesichtspunkten. Beim Kommen äußert er sich verunsichert, ob er die Schuhe ausziehen solle, ob ich fürchte, dass er Schmutz ins Haus und ins Sprechzimmer trägt.

- *Zweifel*

Herr H. klagt, sehr unsicher zu sein, wenn er sich entscheiden will. Er hat riesige Angst, Fehler zu machen. Bereitet er sich auf eine Reise vor, dann versucht er, sich für alle Eventualitäten zu rüsten. Dafür nimmt er sich viel Zeit, immer wieder zweifelt er, ob er richtig und genug gepackt hat, er verschiebt den Reiseantritt wiederholt. Er ist überzeugt, keine Prioritäten setzen zu können. Ihm ist nicht bewusst, dass er aus Angst, gerügt zu werden, fürchtet, einen Fehler zu machen, und dass er deshalb so viel zweifelt. Unbewusst ist seine Priorität, nicht für Fehler gerügt und bestraft zu werden.

- *Verlassenheitsangst, Trennungsnot*

Am Ende unserer Behandlungsstunden bleibt er stehen, spricht mit mir, als ob ich die Stunde nicht beendet hätte, es fällt ihm sichtlich schwer, sich zu trennen und zu gehen. Er trennt sich auch nicht von den vielen Dingen seiner Sammlung. Er sagt, dass er den Dingen, die er sammelt, nicht wehtun möchte. Seinen Oldtimer behält er, ohne ihn zu fahren, weil er mit diesem Auto die geliebte Großmutter gefahren hat.

- *Gefühlsunterdrückung, Schmerzvermeidung*

Herr A. kann oft seine Gefühle nicht einordnen oder erkennen.
Er lacht meist verlegen, wenn er auf ein schmerzliches Thema stößt. Wenn er anerkannt wird, wiegelt er sofort ab, offensichtlich geht es ihm zu nahe, wenn er geachtet und respektiert wird. Kommen ihm die Tränen, wenn ich ihn mit einem großen Schmerz konfrontiere, stellt er fest, »dass sie schon wieder« kämen, obwohl er sehr selten weint. Im Gespräch wechselt er sehr schnell die Themen, spricht von anderen in ähnlichen Nöten wie er statt von sich. Deutlich flüchtet er vor traurigen Zuständen. Da er oft keinen Ärger spürt, wenn er angegriffen, überbelastet oder provoziert wird, grenzt er sich nicht ab, sagt nicht Nein, er wird leicht ausgenutzt. Schon als Schüler hat er es unter den Mitschülern nicht leicht, weil er sich nicht abgrenzen und durchsetzen kann und gehänselt wird.

- *Unsicher-ambivalentes, vermeidendes und verstricktes Bindungsverhalten*

Herr A. ist eineinhalb Jahre als junger Mann mit einer Frau befreundet, die unehelich geboren ist und ihren Vater nicht kennt. Während er mehr an Zärtlichkeit interessiert ist, geht es ihr um Sex. Sie verlässt ihn wegen anderer Männer, sie bekommt ein Kind, das sie wie ihre Mutter allein aufzieht. Sie telefonieren noch gelegentlich. Herr A. lebt seither schon viele Jahre allein. Zu seinem Kater hat er ein zärtliches Verhältnis, das Tier schläft neben seinem Kopf. Herr A. kennt viele Betroffene, doch lässt er sich nicht auf nähere Beziehungen ein. Wegen seiner Unzuverlässigkeit hat er mit Freunden und Eltern oft Krach. Aus Trennungsangst bleibt er im Haus der Eltern wohnen.

- *Misstrauen*

Herr A. macht in einem Gespräch freundlich und beiläufig das Angebot, mir das Gutachten eines Psychiaters zu bringen, wenn ich mich dafür interessierte. Ich bestätige, dass ich mich dafür interessiere. Er übergeht das, spricht weiter; ich erinnere ihn daran, dass er meine Bestätigung übergeht, dass er das hier in der Behandlung frei machen kann. Ich erläutere, dass er aber so im Alltag andere verwirrt. Jetzt fragt er wie staunend: »Meinen Sie das ehrlich, dass Sie am Gutachten interessiert sind?« Ich bespreche mit ihm, dass er mir mit der Frage »ehrlich?« vermittelt, wie ungläubig er mir gegenüber ist. Dass er mich völlig unbewusst misstrauisch distanziert. Ich vermute, er macht das, weil ihm zu nahe geht, dass ich ihn spontan anerkenne. Er reibt sich sehr intensiv die Augen. Schmerz spürt er nicht.

- *Untertänigkeit, Unverbindlichkeit*

Herr A. tritt in den Behandlungsstunden überhöflich auf, wünscht einen schönen guten Morgen, entschuldigt sich vielmals, später zu kommen, fragt nach meinem Befinden, als ob ich ihn konsultieren würde und nicht er mich, bedankt sich beim Gehen überschwänglich. Einmal ist er eine Viertelstunde später. Ich begrüße ihn freundlich, er eilt herein, ganz aufgeregt erzählt er, verschlafen zu haben, erst der Anruf eines Freundes weckte ihn, er rechtfertigt sich, die letzten Tage bei seiner Anreise wenig geschlafen zu haben! Er sitzt auf der vordersten Kante des Sessels, hochgereckt, erregt, in sichtlicher Defensive, ohne dass ich ihm vorgeworfen habe, dass er später gekommen ist. Am Ende der Stunde fragt er, ob er »kurz« aufs Klo gehen »darf«.

Oft spricht er unpersönlich und allgemein, er benennt seine Nöte, wenn er zuwiderhandelt damit, dass er »Organisationsprobleme« und »Terminschwierigkeiten« hat, oder er spricht von seinen »Sekundärsymptomen«.

• *Beurteilung der Entwicklung*

Die Mutter wird unehelich geboren und erhält von ihrer Mutter falsche Angaben über den Vater. Erst in der Pubertät machen sie Mitschülerinnen aufmerksam, dass ihr Vater unmöglich gefallen sein kann. Das Verhältnis zu ihrem wirklichen Vater bleibt distanziert. Die Großmutter selbst ist ein ledig geborenes Kind und Heimkind. Die Mutter tritt verschlossen und kühl distanziert auf, anscheinend um so zu bewältigen, wie sehr sie verletzt und beschämt ist und wie groß die erlittenen Entbehrungen sind, die sie in sich trägt. Nach der Geburt von Herrn A. und der seiner jüngeren Schwester kann sie nicht ausreichend auf die Kinder eingehen und erzieht sie streng, wie sie es selbst erfahren hat. Mit sechs Wochen beginnt sie, ihr Baby über der Toilette abzuhalten, mit einem halben Jahr bindet sie den Kleinen offensichtlich aufs Töpfchen. Sie arbeitet nach den Geburten schnell wieder in ihrem Beruf, auch weil das gesellschaftlich erwartet wird, und mutet ihren Kindern viel zu früh Trennungen zu. Sie gibt die Babybetreuung in fremde Hände. Die Betreuerinnen wechseln mehrmals während des ersten Lebensjahres. Herr A. entbehrt bereits als Baby und Kleinkind, ausreichend sicher und geborgen versorgt zu werden. Weil er verfrüht getrennt und entwöhnt wird, entwickelt er ein unsicheres Bindungsmuster und fühlt sich schnell bedrohlich verlassen. Schon als Kind beginnt er zu sammeln. Inmitten der Fülle seiner Spielsachen gelingt ihm, die unerträglichen Gefühlszustände, innerlich wie leer, sinnlos und verzweifelt zu sein, in Schach zu halten. Er identifiziert sich mit der verschlossenen Mutter (und dem verschlossenen Vater) und lernt wie sie, Schmerz zu unterdrücken und bewusst nicht wahrzunehmen. Wegen der Strenge, mit der er behandelt wird, verhält er sich bewusst oft angepasst und untertänig. Deshalb lernt er nicht, Nein zu sagen und sich entschieden abzugrenzen, wenn er aufgefordert oder unter Druck gesetzt wird. Da er gleichzeitig in seiner Babyzeit unter dem Druck der außerordentlich verfrühten Reinlichkeitsdressuren den Charakterzug entwickelt, spontan allen Erwartungen, Aufgaben und eigenen Vorhaben zuwiderzuhandeln, macht er das Erwartete oder Geforderte auch ohne klares Nein häufig nicht. Mithilfe seiner überdurchschnittlichen Begabung und vielleicht mithilfe eines eidetischen Gedächtnisses gelingt es ihm leicht, unmerklich oder sehr deutlich etwas anderes zu machen als das Erwartete oder über etwas anderes zu sprechen, statt am Thema zu bleiben. Er geht dann auf Vorschläge nur »haarscharf daneben« ein. Bewusst sieht er sich deshalb als »weitschweifig« an. Das ist ein weiterer Grund für erhebliche Spannungen in der Beziehung zu anderen. Als zusätzliche Notlösung handelt er teils heimlich und unehrlich. So ist er bewusst untertänig, angepasst, ausgesucht höflich, freundlich und gleichzeitig unbewusst oder heimlich rebellisch. Die Beziehung zum Vater erlebt er offensichtlich tief zwiespältig. Gegen den strengen und gewalttätigen Vater lehnt er sich auf, später verachtet er ihn. Gleichzeitig identifiziert er sich mit dem verschlossenen und süchtigen Vater. Auf eine bleibende Beziehung zu einer Partnerin lässt er sich vermutlich nicht ein, weil er fürchtet, beherrscht und vereinnahmt zu werden. Wegen seiner Zerstreutheit und Unzuverlässigkeit kann er sich beruflich nicht behaupten. Zentrales Lebensziel wird zu sammeln und engere Beziehungen zu meiden.

Zusammenfassung

Herr A. leidet unter einer Zwangsstörung mit partieller Desorganisation der Durchführung seiner Vorhaben mit einem unbewusst motivierten »Machichnicht« oder »Machichanders« . Er hat erhebliche Ängste, Fehler zu machen, zweifelt zwanghaft und handelt teils perfektionistisch. Ihn zeichnet eine depressive Persönlichkeitsstruktur aus, die mit einer Unfähigkeit einhergeht, gleichzeitig und dadurch ausgewogen Liebe und Hass anderen gegenüber zu erleben. Depressive Stimmungen, Verlassenheitsängste, erhebliche muskuläre Anspannungen und schnell einsetzende Müdigkeit belasten ihn. Er schläft schlecht und behandelt sich selbst gegen seine depressiven Stimmungen mit süchtigem Ansammeln »von allem«. Er hat ein unsicheres Bindungsmuster und unterdrückt die bewusste Schmerzwahrnehmung.

Er ist Mitte vierzig, als er in Behandlung kommt. Der Vater ist Kriegswaise, die Mutter der Mutter ist Kriegswitwe, beide Großmütter sind schweren Belastungen durch die Witwenschaft ausgesetzt. Die Mutter erfährt lange nicht, dass der Onkel, der ins Haus kommt, ihr Vater ist, da die Großmutter der sozialen Beschämung auch der Tochter gegenüber zu entgehen versucht, verwitwet Mutter geworden zu sein. Herr A. ist ein zurückgezogenes und verschlossenes Kind, er sucht seine Entbehrung an Zuwendung schon als Kind durch ausuferndes Sammeln zu kompensieren, er ist wegen seiner schweren Desorganisation früh verrentet und lebt als Single. Er hat große intellektuelle Fähigkeiten, die er nicht für seine Lebensziele Beruf und Familie nutzen kann. Aus dem Babytagebuch, das die Mutter spontan zum Beginn der Behandlung zur Verfügung stellt, wird das Ausmaß früher Entbehrung und frühen Zwangs zugänglich. Herr A. kompensiert seine unerträglichen depressiven Zustände, indem er unablässig sammelt. Das unerträgliche Gefühl zu müssen gleicht er aus, indem er bereits beim Zuhören im Gespräch zuwiderhandelt, nicht zuhört und sich nichts merkt, und viele Vorhaben nicht umsetzt. Er leidet unter riesiger Angst, etwas wegzugeben und seine Sammlung zu verkleinern. Reist er, fällt ihm die Abreise sehr schwer, oft verschiebt er sie. Termine nimmt er trotz bester Absicht nicht rechtzeitig wahr. Ganz auffällig ist, dass er oft übertrieben freundlich, höflich und untertänig auftritt. Er nutzt die Hilfen in der Behandlung nur sehr eingeschränkt und bricht die Behandlung schließlich ab. Die Eltern sind enttäuscht, dass er die Sammlung im Haus nach zwei Jahren Behandlung mit mehrmonatigen Pausen noch nicht abgebaut hat, und bezahlen ihm nicht länger die Untermiete am Ort, an dem er behandelt wird.

TEIL VI
Anhang

Aus dem Steppenwolf

Hermann Hesse zeigt uns seinen Helden Harry Haller im »Steppenwolf« in Höhen, Tiefen, Zweifeln, Einsamkeit, im Widerspruch gegen jede Bürgerlichkeit und Sehnsucht nach ihr, mit Alkohol und biblischem Chaos in seiner übervollen Mansarde. Ich greife einige Passagen aus dem Roman heraus und verbinde sie mit den Erfahrungen mit Messies.

Hesse beschreibt das Wohnzimmer seines Helden Harry Haller so:
»Dies Wohnzimmer, eine große freundliche Mansarde mit zwei Fenstern, sah schon nach wenigen Tagen anders aus als zur Zeit, da es von anderen Mietern bewohnt gewesen war. Es füllte sich, und mit der Zeit wurde es immer voller. An den Wänden wurden Bilder aufgehängt, Zeichnungen angeheftet, zuweilen aus Zeitschriften ausgeschnittene Bilder, die häufig wechselten. Eine südliche Landschaft, Photographien aus einem deutschen Landstädtchen, offenbar der Heimat Hallers, hingen da, farbige, leuchtende Aquarelle dazwischen, von denen wir erst spät erfuhren, daß er selbst sie gemalt hatte. Dann die Photographie einer jungen hübschen Frau oder eines jungen Mädchens.«

Die Wohnungen vieler Messies füllen sich ähnlich, wie hier von Hesse gezeichnet – oft noch schlimmer. Manche werden im Fernsehen gezeigt, da die Neugier vieler, leibhaftig zu sehen, wie Messies sich gegen Zwang zur Ordnung auflehnen, groß ist. Zwang zur Ordnung garantiert gesellschaftliche Grenzen in vielen Bereichen unseres Lebens, nicht nur in Hausordnungen mit Kehrwochen, in Fahrplänen, Straßenverkehrsordnungen, Steuergesetzen oder bei der Schulpflicht. Grenzen einzuhalten ist zentral für alle Gesetze, Regeln, Ordnungen. Ohne die unablässige Kontrolle gesellschaftlich verbindlicher Grenzen ist unser einigermaßen gut geregeltes gesellschaftliches Miteinander nicht möglich.

Dennoch ist für Messies jedes Müssen ein Gräuel, auch wenn wir regelmäßig nur müssen, weil wir z. B. eine Wohnung mieten wollen und uns deshalb polizeilich melden müssen. Hesse deutet das bei seinem Helden an. Offensichtlich schützt sich der Held gegen dieses als unerträglich erlebtes Muss:

»Als ich am Abend wiederkam, erzählte sie (die Tante) mir, der Fremde habe gemietet und werde dieser Tage einziehen, er habe nur darum gebeten, seine Ankunft nicht polizeilich zu melden, da ihm, einem kränklichen Mann, diese Formalitäten und das Herumstehen auf Polizeischreibstuben und so weiter unerträglich seien.«

Messies haben wahrscheinlich alle die große Not, zuzuhören als Müssen zu erleben, und dem handeln sie völlig unbewusst dann durch Weghören, Zerstreuen und Vergessen zuwider. Auch Harry Haller zeigt dieses als aversiv verstehbares Verhalten.

»Mit dem eigentümlichen Lächeln, das mir damals ebenfalls unangenehm aufgefallen war, betrachtete er die Treppe, die Wände und Fenster und die alten hohen Schränke im Treppenhaus, dies alles schien ihm zu gefallen und schien ihm doch zugleich irgendwie lächerlich. Er mietete das Zimmer, hörte alles aufmerksam und freundlich an, war mit allem einverstanden, und doch schien er bei alledem nicht recht dabei zu sein, schien sich selber in seinem Tun komisch zu finden und nicht ernst zu nehmen, so, als sei es ihm seltsam und neu, ein Zimmer zu mieten und mit Leuten Deutsch zu sprechen, während er eigentlich und im Inneren mit ganz anderen Sachen beschäftigt wäre.«

Wir sehen bei Messies häufig ein unsicher-abweisendes Beziehungsmuster. Sie sind verschlossen, zurückhaltend, zurückgezogen, teils untertänig, teils aber dominant. Auch Harry Haller passt in dieses Schema.

»Er lebte sehr still und für sich, und gesellig war dieser Mann nicht, er war in einem hohen, von mir bisher bei niemandem beobachteten Grade ungesellig, er war wirklich, wie er sich zuweilen nannte, ein Steppenwolf, ein fremdes, wildes und auch scheues, sogar sehr scheues Wesen aus einer anderen Welt als der meinigen. In wie tiefe Vereinsamung er sich auf Grund seiner Anlage und seines Schicksals hineingelebt hatte und wie bewusst er diese Vereinsamung als sein Schicksal erkannte, dies erfuhr ich allerdings erst aus den von ihm zurückgelassenen Aufzeichnungen; ... Wenn man mit ihm sprach und er, was nicht immer der Fall war, die Grenzen des Konventionellen überschritt und aus der Fremdheit heraus persönliche, eigene Worte sagte, dann mußte unsereiner sich ihm ohne weiteres unterordnen.«

Zu müssen erleben Messies so dramatisch, weil sie in der Erziehung von der Windel bis zur Schulbank zu streng, teilweise hart und mit Gewalt erzogen wurden. Der Erzähler des Steppenwolfs vermutet, dass Harry Hallers Schwierigkeiten, z. B. seine depressive Neigung, sich selbst anzugreifen, mit einer zu strengen Erziehung zu tun haben müssen.

» ... ich spürte, daß der Mann krank sei, auf irgendeine Art geistes- oder gemüts- oder charakterkrank, und wehrte mich dagegen mit dem Instinkt des Gesunden. Diese Abwehr wurde im Lauf der Zeit abgelöst durch Sympathie, beruhend auf einem großen Mitleid mit diesem tief und andauernd Leidenden, dessen Vereinsamung und inneres Sterben ich mit ansah. In dieser Periode kam mir mehr und mehr zum Bewußtsein, daß die Krankheit dieses Leidenden nicht auf irgendwelchen Mängeln der Natur beruhe, sondern im Gegenteil nur auf dem nicht zur Harmonie gelangten großen Reichtum seiner Gaben und Kräfte. Ich erkannte, daß Haller ein Genie des Leidens sei, ..., daß nicht Weltverachtung, sondern Selbstverachtung die Basis seines Pessimismus sei, ... immer war er selbst der erste, gegen den er seine Pfeile richtete, war er selbst der erste, den er haßte und verneinte ...

Hier muß ich eine psychologische Bemerkung einfügen. Obgleich ich über das Leben des Steppenwolfes sehr wenig weiß, habe ich doch allen Grund zu vermuten, daß er von liebevollen, aber strengen und frommen Eltern und Lehrern in jenem Sinne erzogen wurde, der das ›Brechen des Willens‹ zur Grundlage der Erziehung machte. Dieses Vernichten der Persönlichkeit und Brechen des Willens nun war bei diesem Schüler nicht gelungen, dazu war er viel zu stark und hart, viel zu stolz und geistig …
Statt seine Persönlichkeit zu vernichten, war es nur gelungen, ihn sich selbst hassen zu lehren. Gegen sich selbst, … richtete er nun zeitlebens die ganze Genialität seiner Phantasie, die ganze Stärke seines Denkvermögens. Denn darin war er, trotz allem, durch und durch Christ, durch und durch Märtyrer, daß er jede Schärfe, jede Kritik, jede Bosheit, jeden Haß, dessen er fähig war, vor allem und zuerst gegen sich selbst losließ. Was die anderen, was die Umwelt betraf, so machte er beständig die lebhaftesten und ernstesten Versuche, sie zu lieben, ihnen gerecht zu werden, ihnen nicht weh zu tun, denn das ›Liebe deinen Nächsten‹ war ihm ebenso tief eingebläut wie das Hassen seiner selbst, und so war sein ganzes Leben ein Beispiel dafür, daß ohne Liebe zu sich selbst auch die Nächstenliebe unmöglich ist, daß der Selbsthaß genau dasselbe ist und am Ende genau dieselbe grausige Isoliertheit und Verzweiflung erzeugt wie der grelle Egoismus.«

Im Roman zeichnet Hesse ausführlich Harry Hallers Depression und sein Leben mit dem unablässigen Gedanken an den Selbstmord, seine Verzweiflung und seine Träume. Kennen Sie den Steppenwolf, der zur Szene-Literatur der Achtundsechziger gehörte, wird es Ihnen Spaß machen, ihn unter dem Blickwinkel der Messies zu lesen, ist er aber neu für Sie, dann lohnt sich die Lektüre oder ihm als Hörbuch zu begegnen.

Rat für persönliche und professionelle Helfer

Mein erster Rat ist, vor aller Hilfe und vor allem Helfenwollen zu klären, will Ihr Angehöriger, Ihr Freund und Ihr Bekannter oder Ihr Klient von sich aus Hilfe? Gibt es Zwänge für sie und ihn? Gibt es Fristen, die sie oder er einhalten müssen?
Sie fragen also, »willst« du und »wollen« Sie Hilfe?
Dann sagen Sie Ihrem Schützling, dass Sie voller Respekt helfen. Dass Sie nicht verachten oder alles besser wissen. Dass Sie neugierig sind und lernen wollen, das schwierige Unterfangen gemeinsam zu bewältigen. Dann besprechen Sie in Ruhe gemeinsam,

➔ in welchem Rahmen Sie helfen können,
➔ wie lange und wann und wofür Ihre Hilfe gewünscht wird,
➔ wie Ihre Hilfe entlohnt wird
➔ und was für Sie als Helfer vielleicht weiter wichtig zu vereinbaren ist.
➔ Stellen Sie außerdem die Bedingung, dass Ihre Hilfe Bestand haben soll und die oder der Betroffene bis zu Ihrem nächsten Kommen nicht alles wieder zuräumt.

Wichtig für Sie ist, dass Sie erfahren, warum jetzt Hilfe von den Betroffenen zugelassen wird oder gewünscht wird und warum früher nicht.

➔ Fühlen sich die Betroffenen unerträglich vereinsamt?
➔ Wird die Wohnung immer schwerer bewohnbar?
➔ Wurde eine Wohnungsbegehung durch Vermieter, Handwerker, Dienstleister für Heizung, Kamin, Strom und Gas und Wasser angekündigt? Stehen Renovierungs- oder Sanierungsmaßnahmen bevor?
➔ Ist die Betroffene oder ist der Betroffene erkrankt und wird die Ärztin kommen, die Pflegerin, die Putzhilfe?
Dann vereinbaren Sie, wie Sie gemeinsam vorgehen wollen. Verständigen Sie sich darüber, verbindliche Vereinbarungen für Kommen und Gehen zu treffen.

Wichtig ist, dass Sie sich als Helfer immer wieder kundig machen, wie vielschichtig die Not der Betroffenen ist.

➔ Sie wissen dann, wenn Sie gemeinsam aufräumen, dann ist das eine praktische Hilfe, wenn Sie gemeinsam entsorgen, dann kann es Betroffenen trotz aller Ängste leichter fallen, sich von Gesammeltem zu trennen.
➔ Dann wissen Sie aber auch, dass Betroffene im Umgang mit allen anderen sofort an ihre unverheilten Wunden erinnert werden. Im Handumdrehen fühlen sich Betroffene von Ihnen ungerecht bevormundet, übergangen und gezwungen. Nachdem Sie bei der Entsorgung geholfen haben, etwas Ordnung geschaffen ist, kann das bei den Betroffenen Trennungskrisen und Krisen, gezwungen und bevormundet worden zu sein, auslösen – auch wenn dem nicht so war. Immer wieder geraten Helferinnen und Helfer und Betroffene aneinander. Immer wieder platzt die gemeinsame Arbeit! Und Ihre Hilfe und Ihr Engagement waren vergeblich!
➔ Deshalb ist der beste Rat, unablässig gemeinsam zu besprechen, was will die oder will der Betroffene, wie geht es ihr und wie geht es ihm mit jedem Schritt, den Sie gemeinsam gehen, um die äußere Not mit Chaos und Überfüllung zu lindern.
➔ Wenn Sie gemeinsam »jeden« Schritt besprechen und ist dann jeder Schritt von den Betroffenen gewollt, dann heilen Sie ein wenig die große innere Wunde aus Mangel, Gewalt, Zurückgezogenheit, Gefühlsängsten und Sucht. Sie reißen mit jedem Kommen die Betroffenen aus ihrer Vereinsamung.
➔ Rechnen Sie auch damit, dass der sichtbare Erfolg, geräumt und entsorgt zu haben, bereits in wenigen Tagen wieder ungeschehen gemacht sein kann. Schauen Sie nach Möglichkeit nicht auf Ihren, scheinbar vergeblichen Einsatz. Klären Sie dann mit der oder dem Betroffenen, wie er sich gefühlt hat, als Sie gemeinsam etwas geräumt und entsorgt hatten. Doch fragen Sie vor der Klärung, ob das Gespräch darüber auch von Ihren Schützlingen gewollt ist. Sie fahren gut, wenn Sie oft »anklopfen« und fragen, ob Sie stören oder in die Gemeinsamkeit, zu sprechen und zu handeln, »eintreten« können.

➔ Dann ist für Sie ratsam, mit der oder dem Betroffenen tiefer ins Gespräch zu gehen und Anteil zu nehmen, wenn sie oder er das wünschen. Sie können dann aus Ihrem Wissen heraus helfen, dass die Betroffenen den Schritt zu einer professionellen, innerlichen Aufräumhilfe bei einer wohlmeinenden Therapeutin oder einem verständnisvollen Therapeuten wagen. Oder dass sie in Gruppen gehen, die oft bessere Bedingungen bieten als die so oft mehr oder weniger zerbrochenen Familien, aus denen die Betroffenen stammen. Bleiben Sie nach Möglichkeit in regelmäßiger Verbindung mit Ihren Schützlingen, rechnen Sie mit Monaten und Jahren für die Veränderung statt mit Tagen und Wochen.

Literatur

Fairbairn, W. R. D. (1941): A revised psychopathology of the psychoses and psychoneuroses. In: Fairbairn, W. R. D (1952). Psychoanalytic Studies of the Personality 1952. London Tavistock, Deutsch (2000). Das Selbst und die inneren Objektbeziehungen. Gießen: Psychosozial. Herausgegeben von Bernd Hensel und Rainer Rehberger

Felton, S. (2000): Endlich weg mit dem Ballast. Moers: Brendow

Das kürzeste Märchen in Kinder- u. Hausmärchen, Jacob u. Wilhelm Grimm, München 1949, zitiert nach O. Negt u. A. Kluge (1981) in Geschichte und Eigensinn. Frankfurt a. M.: Zweitausendeins

Hesse, H. (1970): Gesammelte Werke. Frankfurt a. M.: Suhrkamp

Kandel, E. R. (2006): »Psychiatrie, Psychoanalyse und die neue Biologie des Geistes. Frankfurt a. M.: Suhrkamp

Rehberger, R. (2000): Bindung, Angst, Desorganisation und das Messie-Syndrom. Vortrag auf der 2. Messie-Fachtagung des FEM. Tagungsdokumentation in: Bönigk-Schulz, M. (Hrsg.). Förderverein zur Erforschung des Messie-Syndroms (FEM) e. V. und im Internet unter www.femessies.de

Rehberger, R. (2000): Verlassenheitspanik und Trennungsangst. Stuttgart: Klett-Cotta, 3. Aufl. 2010

Rehberger, R. (2007): Messies – Sucht und Zwang. Stuttgart: Klett-Cotta, 3. Aufl. 2009

Stern, D. S. (2004): The Present Moment in Psychotherapy and Everyday Life. New York, London: Norton. Deutsch (2005). Der Gegenwartsmoment. Frankfurt: Brandes u. Apsel

Von Wedel, W. (2002): Die Arbeit des H-TEAM e. V. mit Messies. Vortrag in der Dokumentation der Fachtagung Göppingen des Fördervereins zur Erforschung des Messie-Syndroms. Blomberg

Adressen

Anonyme Messies Berlin
www.anonyme-messies-berlin.de

H-Team e.V. Gemeinnütziger Verein zur Förderung der freien Wohlfahrtspflege. Plinganserstraße 19, 81369 München
www.h-team-ev.de

Laveno Messie Landesverband Nordrhein-Westfalen
Postfach 102422, 33524 Bielefeld
www.laveno.ibk.me

Melano Landesverband der Messies im norddeutschen Raum
Ansprechpartnerin: Janice Pinnow
Rathausweg 4
21365 Adendorf
Tel. 04131 - 720 7365
info@messie-syndrom.de
www.messie-syndrom.de

Private Sigmund Freud Universität Wien
Information und Kontakt:
www.sfu.ac.at
messies@sfu.ac.at